Enfrentando o câncer

CUIDADOS COM A IMAGEM PESSOAL

Dados Internacionais de Catalogação na Publicação (CIP)
(Jeane Passos Santana – CRB 8ª/6189)

García Peña, Claudia
Enfrentando o câncer : cuidados com a imagem pessoal / Claudia García Peña; tradução de Silvia Cobelo. – São Paulo : Editora Senac São Paulo, 2013.

Título original: [Tu mejor imagen frente al cáncer]
Bibliografia.
ISBN 978-85-396-0403-6

1. Imagem pessoal : Tratamento oncológico 2. Autoestima 3. Imagem corporal : Mulheres (aspectos psicológicos) : Tratamento oncológico I. Cobelo, Silvia. II. Título.

13-136s CDD-391.6

Índice para catálogo sistemático:

1. Imagem pessoal : Tratamento oncológico 391.6

Enfrentando o câncer

CUIDADOS COM A IMAGEM PESSOAL

CLAUDIA GARCÍA PEÑA

TRADUÇÃO DE SILVIA COBELO

Editora Senac São Paulo – São Paulo – 2013

Gerente/Publisher: Jeane Passos Santana (jpassos@sp.senac.br)
Coordenação Editorial: Márcia Cavalheiro Rodrigues de Almeida (mcavalhe@sp.senac.br)
Thaís Carvalho Lisboa (thais.clisboa@sp.senac.br)
Comercial: Marcelo Nogueira da Silva (marcelo.nsilva@sp.senac.br)
Administrativo: Luís Américo Tousi Botelho (luis.tbotelho@sp.senac.br)

Edição de Texto: Maísa Kawata
Preparação de Texto: Augusto Iriarte (Revisionário)
Revisão de Texto: Luiza Elena Luchini (coord.), Globaltec Editora Ltda.
Ilustrações: Juan Morales García
Projeto Gráfico, Capa e Editoração Eletrônica: Antonio Carlos De Angelis
Foto da Capa: Csaba Vanyi, iStockphoto®
Impressão e Acabamento: Gráfica Vida e Consciência

Editora Senac São Paulo
Rua Rui Barbosa, 377 – 1º andar – Bela Vista – CEP 01326-010
Caixa Postal 1120 – CEP 01032-970 – São Paulo – SP
Tel. (11) 2187-4450 – Fax (11) 2187-4486
E-mail: editora@sp.senac.br
Home page: http://www.editorasenacsp.com.br

Sumário

Nota da edição brasileira

Não é fácil enfrentar um tratamento oncológico e, se a autoestima estiver abalada, a dificuldade pode ser ainda maior. Para ajudar a encarar esse momento de maneira mais positiva, *Enfrentando o câncer: cuidados com a imagem pessoal* traz informações para que pacientes passem por essa etapa sabendo lidar com as alterações de seu corpo com uma boa qualidade de vida.

Para tanto, a autora Claudia García Peña contou com a ajuda de oncologista, dentista, nutricionista, dermatologista, fisioterapeuta, cirurgião-plástico e especialistas da área de beleza para fornecer informações que a paciente deve saber antes, ao longo e depois do tratamento oncológico.

Com indicações sobre como escolher a peruca adequada para cada formato de rosto, como usar e amarrar lenços na cabeça, quais roupas vestir para se sentir confortável e como se maquiar, este livro, lançamento do Senac São Paulo, fornece um caminho que ajudará a paciente a enfrentar as transformações de seu corpo de maneira mais otimista, afetando o menos possível sua autoestima.

Para todas as mulheres que,
com um espírito indomável,
estão dispostas a lutar e
encontram sua fortaleza no
amor, no esforço e na esperança.

Agradecimentos

Agradeço aos meus pais por todos os seus ensinamentos de vida, por seu amor e apoio e, principalmente, por terem semeado a generosidade e o valor do ser humano. Sou grata aos meus irmãos, presentes mesmo a distância, pelo apoio incondicional nas adversidades e pelos momentos em que palavras e sorrisos se transformam no elemento mais fundamental da maravilhosa experiência de estar com a família.

Quero agradecer a Santiago por seu apoio e por realmente acreditar em mim, ser meu hemisfério esquerdo e meu equilíbrio em todos os momentos da minha vida. Agradeço a Fabiana e a Begoña, que fazem valer a pena lutar para ser melhor a cada dia, pois não existe estímulo maior na minha vida do que a existência delas. E a Irasema pelo amor incondicional por nossa família.

Agradeço aos meus cunhados e amigos. Espero sinceramente que cada um saiba avaliar a importância que teve nas etapas desta jornada, dando-me fôlego para escalar cada vez mais alto e alcançar o topo das minhas esperanças, dos meus propósitos e dos meus sonhos.

Por fim, agradeço à vida por me proporcionar o privilégio de compartilhar as minhas experiências.

Introdução

Se me perguntassem como cheguei a fazer o que faço atualmente, eu responderia apenas que a vida não é feita de casualidades, e sim de causalidades.

Sempre gostei de me relacionar com pessoas. Estudei administração de empresas turísticas porque, quando jovem, pensava que o meu trabalho seria conviver com o público o tempo todo. Nunca vislumbrei muito além disso e realmente admiro quem, aos 18 ou 20 anos, é capaz de escolher a carreira que seguirá pelo resto da vida e, ademais, é feliz com sua escolha. Não foi o que aconteceu comigo. Exerci a minha profissão por alguns anos e depois fui trabalhar em uma empresa multinacional, afastando-me da minha formação original. Simultaneamente, passei a frequentar todos os cursos sobre desenvolvimento humano, filosofia ou literatura que estavam ao meu alcance. Após alguns anos, a empresa sofreu uma reestruturação; o Departamento de Comércio Internacional, do qual eu fazia parte, foi extinto, e eu, dispensada. A seguir, aceitei o convite do meu antigo chefe para trabalhar em um estúdio de música, diretamente na área de marketing.

Ao engravidar de minha primeira filha, escolhi deixar o trabalho e dedicar mais tempo à maternidade. Quis dar atenção à minha nova família, mas sem descuidar de mim. Acreditei ser esse o momento certo para continuar os estudos. Assim, voltei a estudar e obtive dois diplomas: em assessoria de imagem pessoal e em criação literária. Desde bem pequena, sempre tive uma enorme paixão pela escrita.

Seis meses depois de receber o diploma em assessoria de imagem, no México, descobri que sempre esperei por uma informação que nunca chegou. Fiquei muito decepcionada por ter investido tanto tempo e dinheiro em uma escola que não me deu o que eu realmente precisava. Senti-me como se tivesse estudado em uma escola de engenharia e nunca me houvessem ensinado a manusear cimento.

Meus amigos mais próximos ficaram intrigados com o fato de eu querer estudar para ser assessora de imagem; pensavam ser uma profissão frívola. Mas, diferentemente deles, eu intuía que isso não era verdade, já que a consultoria de imagem é um recurso, entre outros, que pode ajudar no processo de (re)construção da autoestima. E, ao acompanhar a experiência de minha cunhada Maribel, eu soube que poderia fazer algo mais pelas pessoas que passam por tratamentos oncológicos.

Na minha busca por me aprofundar no tema, encontrei o plano de estudos que necessitava e resolvi cursar uma especialização em gestão de imagem nos Estados Unidos. Lá, descobri que a presidente e fundadora do Instituto Conselle de Gestão da Imagem, além de possuir um mestrado em imagem, obtido após quarenta anos de experiência no ramo, havia tido câncer. Esse fato reforçou ainda mais o meu desejo de usar a consultoria de imagem para apoiar mulheres durante e após a quimioterapia.

Retornei ao México, ainda faminta por aprender muito mais sobre as condições das pessoas em tratamento oncológico. Decidi, então, escrever um livro que proporcionasse às mulheres que nunca tiveram acesso a uma consultoria de imagem todas as informações necessárias. Nesse momento, eu sabia o que queria fazer, mas não sabia como.

Comecei prestando consultorias pessoais e ministrando alguns cursos e seminários em empresas. Conversava com as minhas amigas, em especial com Rosario, sobre o rumo que desejava dar à minha profissão. Ao saber que ela havia sido diagnosticada com câncer de mama, imediatamente lhe ofereci o meu apoio e a minha experiência. Reuni-me com um estilista e um grande amigo, Edgar, e decidimos assessorá-la. Assim, com todo o amor, começamos a jornada para descobrir e investigar tudo o que era necessário para proporcionar à nossa amiga um suporte integral.

Rosario apresentou-me ao seu oncologista, o doutor Miguel Lázaro León, com quem conversei sobre a minha intenção de prover apoio a mulheres em tratamento quimioterápico. Por se tratar de um médico que, além de renomado, preocupa-se muito com o bem-estar dos seus pacientes, o doutor Leon reconheceu o meu entusiasmo. No entanto, ele me advertiu: se recebesse reclamações das pacientes, jogaria todos os meus folhetos no lixo. Sugeri então iniciar o projeto como uma espécie de serviço social e passei a atender as suas pacientes. O doutor León ficou muito satisfeito com o nosso trabalho.

Ao mesmo tempo, Edgar e eu começamos a cuidar da imagem de Rosario. Pesquisamos a peruca que mais se adaptava ao seu estilo e cortamos o seu cabelo bem curto para que, quando ele começasse a cair, ela não sentisse um impacto tão forte.

Por falar em causalidade, certa vez meu pai estava na seção de oncologia de um hospital esperando minha mãe sair de uma consulta quando uma mulher de jaleco se aproximou e lhe perguntou se ele estava na fila para ser atendido. Ele explicou que apenas esperava pela esposa e questionou qual era a sua especialidade. A médica era Isabelle Aloi-Timeus, uma mulher extraordinária que trabalha com reabilitação física em oncologia e linfedemas. Meu pai comentou sobre o meu trabalho, e, então, ela pediu que eu entrasse em contato. Posteriormente, apresentei-lhe meu projeto, e Isabelle ficou muito interessada, pois acreditou que ambas poderíamos oferecer um excelente apoio a pacientes em tratamento.

Enquanto pesquisava e descobria as necessidades dessas mulheres, marquei uma entrevista com o doutor Enrique García, dermatologista da família, para que me orientasse sobre os cuidados com a pele. Pedi-lhe também que me recomendasse produtos básicos para tratar as alterações na pele ocasionadas pela quimioterapia.

Por sua vez, Edgar começou a estudar as alterações no cabelo e no couro cabeludo em cada estágio da quimioterapia, além de analisar os diferentes tipos de peruca disponíveis no mercado. Ele começou a testá-las a fim de saber quais poderiam ser tingidas e como isso deveria ser feito, já que o processo de tingimento de perucas, mesmo as de cabelo natural, é diferente. Edgar também pesquisou quais poderiam ser cortadas, os cuidados necessários para mantê-las em bom estado e como adaptá-las às necessidades específicas de cada pessoa.

Passei a investigar a grande diversidade de recursos, entrei em contato com distribuidores de próteses, com comerciantes de produtos pós-mastectomia (remoção total ou parcial da mama) e pedi à minha amiga Marcela, *designer* de moda, que verificasse diversas formas de usar os lenços.

Rosario recomendou que eu entrevistasse a tanatologista Linda Marcovich, que na época lhe forneceu um grande apoio emocional.

Posteriormente, entrevistei o odontologista José Luiz Alonso (sócio da minha amiga Gisele, a odontopediatra das minhas filhas), que possui grande experiência com pacientes em tratamento oncológico, e lhe pedi que me explicasse os cuidados dentários necessários durante a quimioterapia.

Cada um desses encontros levou-me ainda mais adiante. Assim cheguei ao doutor Carlos Robles, cirurgião oncologista; ao doutor Nicolás Domínguez, cirurgião plástico; e à nutricionista Georgina Toussaint, que, além de dar conselhos sobre nutrição neste livro, compartilhou sua experiência pessoal com o câncer.

Gradualmente, o nosso trabalho foi se tornando conhecido; alguns meios de comunicação começaram a divulgá-lo. Um dia, uma paciente veio até nós com uma cópia do nosso folheto. Não conhecíamos o médico que nos recomendara, mas ele havia ouvido falar da nossa consultoria e imprimira alguns folhetos para distribuir às suas pacientes.

Todos esses profissionais continuam recomendando nossos serviços; recebemos pessoas de diferentes lugares do México; pacientes de médicos que nunca tivemos a oportunidade de conhecer; pacientes de instituições públicas e privadas. Isso nos fez perceber que nem todas as pessoas recebem a informação necessária para lidar adequadamente com os efeitos colaterais dos tratamentos oncológicos. Muitas vezes, após a extração dos gânglios, os médicos não informam suas pacientes sobre a necessidade de fazer fisioterapia de reabilitação para evitar o linfedema. Tampouco se comenta sobre a importância dos cuidados dentais ou se encaminha a paciente à terapia ou a algum grupo de apoio.

Estou profundamente agradecida por ter encontrado uma equipe de médicos que, além de contarem com uma respeitável trajetória profissional, são excelentes seres humanos. Eles orientam suas pacientes não apenas nos tratamentos próprios de sua especialização, mas também nos cuidados para conservar uma boa qualidade de vida. Todos sempre se mostraram muito atenciosos e generosos, especialmente quando lhes expliquei sobre o projeto deste livro. E todos, sem hesitar, me permitiram colher os seus depoimentos. Este texto não é um guia de beleza; é um material que pode proporcionar apoio integral à mulher afetada pelo câncer, tanto em relação à imagem quanto em relação à qualidade de vida.

O despertar da inquietude

A vida me deu muitas coisas: meus pais, meus irmãos, minha família, meus amigos e um caminho aberto com diferentes rumos, ao longo do qual precisei fechar os olhos e escutar o coração. Este último foi a bússola que me indicou a direção e segurou a minha mão quando tive de tomar as decisões mais importantes.

Passei por muitas experiências nesse processo; algumas me fizeram rir, outras me fizeram chorar. Cada uma delas deixou em mim a consciência de que precisamos sentir as nossas próprias lágrimas para lembrar quem somos e para saber do que somos feitos. Algumas vivências me fizeram perceber quanto somos vulneráveis, mas também mostraram que temos um espírito que pode ser invencível se assim desejarmos. A nossa força interna provém da vontade de superar os temores e da crença de que realmente somos capazes de alcançar metas que parecem inatingíveis.

Uma das experiências mais dolorosas pela qual a minha família passou foi o diagnóstico de câncer de mama da minha cunhada Maribel.

Não se tratava apenas da esposa do meu irmão e da mãe dos meus sobrinhos. Tratava-se de uma mulher amorosa, alegre e otimista, uma pessoa sem vícios e que sempre praticou esportes.

Ela sentiu o impacto da notícia no fundo da alma, mas isso acabou se transformando em um *estímulo* para o seu espírito lutador, que despertou com grande ímpeto, pronto para a inesperada batalha.

Com os olhos brilhantes, cheios de lágrimas, Maribel disse ao meu irmão Luis: "Quando me pergunto por que isso aconteceu comigo, a minha resposta é porque tenho você, tenho os meus filhos, tenho a minha família... tenho tudo para seguir adiante".

E foi o que aconteceu.

Ela iniciou a quimioterapia e logo notou as primeiras mudanças físicas. O cabelo começou a cair, o tom da pele mudou, as sobrancelhas e os cílios ficaram escassos, mas nada disso a impediu de continuar, na medida do possível, com as suas atividades habituais.

Nunca esquecerei o sorriso gentil de Maribel ao entrar no carro após finalizar a radioterapia. O seu espírito guerreiro nunca fraquejou.

Depois de vários meses, o câncer desapareceu, e os tratamentos terminaram. E sua vida sofreu uma reviravolta quando ela se vinculou a uma associação de Monterrei, no México, chamada Unidas Contigo, que trabalha incansavelmente oferecendo apoio a mulheres em tratamento quimioterápico. Foi uma lição de vida!

Essa experiência nos fez tomar consciência de que, assim como Maribel, milhões de mulheres enfrentam a mesma luta todos os dias, uma luta que ameaça a sua vida, autoestima e imagem; mulheres para as quais o maior desafio é lembrar quem são e do que são feitas – que não são apenas o que aparentam fisicamente, mas também possuem um coração poderoso e uma grande força interior.

Cursei uma especialização nos Estados Unidos e obtive o certificado de consultora de imagem com Judith Rasband, uma das primeiras pessoas a conquistar o mestrado em imagem outorgado pela Associação Internacional de Consultores de Imagem.

Judith teve câncer de mama e compartilhou muitas de suas experiências. Contou como fazia para conseguir ânimo nos dias em que se sentia esgotada e caminhava arrastando os pés, já que na década de 1980 os tratamentos provocavam sintomas colaterais muito mais severos do que hoje em dia.

Ela falou como se sentia quando olhava para o espelho e se via abatida, com os ombros caídos. Colocava ombreiras nas roupas para sentir que o corpo estava mais reto, procurava usar cores que a deixassem com um visual melhor e usava roupas estruturadas para se sentir mais forte. Foi então que entendi a minha profunda necessidade de conhecer os recursos que permitam lidar da melhor maneira possível com uma das provas mais difíceis que alguém pode enfrentar, o diagnóstico de câncer.

Esse despertar aumentou o meu interesse em apoiar mulheres em tratamento oncológico. Compreendi que, se uma pessoa que busca consultoria de imagem pessoal é capaz de obter um significativo aumento de autoestima, isso poderia servir como uma importante ferramenta de apoio àquelas mulheres que enfrentarão mudanças na aparência causadas pela quimioterapia. O objetivo é ajudar essas pacientes a lidar com o forte impacto emocional causado pelo aparecimento de um câncer e com os efeitos colaterais dos tratamentos oncológicos.

Compreendi, enfim, que havia descoberto um dos propósitos da minha vida: apoiar as mulheres durante esse processo para que elas possam encará-lo com mais tranquilidade.

E tem sido uma jornada maravilhosa. É como se houvesse um campo magnético inquebrantável que atraísse todas as coisas necessárias para alcançar o objetivo de oferecer apoio a essas mulheres tanto em áreas relacionadas com a imagem quanto na orientação com os especialistas, já que, para garantir uma boa qualidade de vida, os tratamentos oncológicos devem ser multidisciplinares.

Quando conversei com o meu *hairstylist*, Edgar Balderas, ele logo se interessou pelo assunto, pois já ajudava mulheres em tratamento quimioterápico a escolher perucas. Decidimos fazer uma parceria na qual cada um disponibilizaria os seus conhecimentos a fim de oferecer um apoio integral às pacientes. No meio da trajetória, a mãe de Edgar foi diagnosticada com um grave câncer em estágio avançado. O impacto da notícia o deixou ainda mais sensibilizado e intensificou o seu compromisso de acompanhar as mulheres durante essa dura caminhada.

Iniciei a busca por recursos para pôr em prática os meus conhecimentos como consultora de imagem de pessoas que passavam pelo tratamento oncológico. E, surpreendentemente, o magnetismo desse propósito de vida começou a atrair pessoas maravilhosas. Entre elas – e com participação significativa no conteúdo deste livro – estão os especialistas de diferentes áreas relacionadas aos cuidados e à qualidade de vida dos pacientes durante os tratamentos.

Quando finalmente decidi que era o momento de começar a trabalhar nesse projeto, a minha amiga Rosario também foi diagnosticada com câncer. Então, Edgar e eu unimos nossos talentos e iniciamos com ela a consultoria de oncoimagem.

A partir daí percebi que não estava equivocada, que realmente tinha valido a pena enfrentar as adversidades que apareceram no meu caminho. Cada vez mais me convenço de que temos muito mais satisfação quando damos do que quando recebemos. Resolvi compartilhar este material após escutar os relatos dos especialistas que enviaram as suas pacientes para uma consultoria e verificar as mudanças positivas que nosso trabalho lhes proporcionou. Tenho certeza de que a sua percepção em relação à doença e à sua imagem será muito diferente depois de ler este livro, que oferece as ferramentas necessárias para melhorar a autoimagem e conservar uma boa qualidade de vida.

Lembre-se: não somos apenas o que aparentamos fisicamente, mas também possuímos um coração poderoso e uma grande força interior.

A dor é irremediável... o sofrimento é opcional

A nutricionista Georgina Toussaint divide a sua experiência com o câncer, dando um depoimento que é uma lição de vida.

"Algumas pessoas têm mais problemas que outras; eu, por exemplo, nasci prematura. Devemos aceitar o que a vida nos impõe. Achei que morreria cedo e não queria ver a vida passar sem deixar algum legado. Se estou viva, é para deixar algo às outras pessoas, pois creio que essa é a única forma de transcender. Afinal, pensei, o que poderia deixar? Dinheiro? O dinheiro acaba e, além disso, não possuo muito. Textos sobre nutrição? São importantes, mas somente nutricionistas os leriam. E ao meu filho, à minha família e aos meus amigos, o que eu poderia deixar para eles?

Quando me vi sobre uma maca, pronta para a cirurgia, dei-me conta de que partiria desta vida da mesma forma como começara: desnuda e fraca. Entendi que a única coisa que possuo é dignidade. A dignidade de ter lutado e vencido essa prova, a dignidade de ser uma boa pessoa, de trabalhar e de corresponder às expectativas daqueles com quem convivo. Entendi a importância do meu parceiro, do meu filho, Pablo, ambos ao meu lado durante todas as sessões de quimioterapia. E o esforço da minha cunhada, dos meus irmãos, dos médicos e de todo o pessoal do hospital? Foi uma enxurrada de emoções e sentimentos bons e ruins. E eu não faria nada por eles? O câncer não é justo para aqueles que o vivenciam com você.

Depois da morte do meu pai, comecei a sentir dores no abdômen e outros desconfortos, mas acreditei que eram apenas resultado do estresse. Como havia feito exames ginecológicos de rotina, acabei tratando os sintomas como parte de uma colite.* No entanto, apesar de as dores persistirem, continuei tocando a vida normalmente, inclusive fazendo mais exercícios. Fui piorando, os sintomas se intensificaram, e resolvi fazer o que tinha de ser feito: consultar um médico. Realizei alguns exames e recebi o diagnóstico: câncer de ovário. Fiquei paralisada com a notícia por alguns minutos. De quem era a culpa? Não era de ninguém, por isso tomei a decisão de ir à luta, de não sofrer, afinal, tinha chances de viver.

A dor é irremediável, mas pode ser controlada, contida com medicamentos, e atualmente existem diversos analgésicos potentes. Tudo consiste em não deixar a frustração se apoderar de você, em saber que ela é passageira. Acredito que isso faz a diferença, ainda que a dor seja intensa. É como na hora do parto: aguentamos as contrações porque sabemos que elas passarão. O problema é não estar ciente — é sentir dor e não saber quanto ela irá durar ou se irá aumentar. Se os médicos dizem que a dor passará, confie neles. Se insistir com a ideia de que irá doer mais e de que será cada vez pior, o cérebro e as emoções lhe pregarão uma peça. É para isso que existem os medicamentos e os médicos. Deixe que os profissionais façam o trabalho deles, e a você caberá acreditar e convencer a sua mente de que não sofrerá. O sofrimento extremo é opcional, pois tudo

* Colite é uma condição inflamatória do intestino que pode se manifestar de duas formas: colite ulcerosa ou doença de Crohn. (N. T.)

depende da atitude que tomamos diante dele: ou você se deixa vencer ou segue adiante sem lhe dar muita importância.

Passei por quimioterapia para poder ser submetida à cirurgia. Quando o dia chegou, muitas pessoas estavam ao meu redor; algumas que haviam feito cirurgias muito menores, ambulatoriais, não paravam de chorar até que alguém as amparasse. Fui diagnosticada com cistoadenocarcinoma papilar bilateral de ovário, tumor não diferenciado de células ganglionares, um câncer muito agressivo e de crescimento acelerado, mas que também pode desaparecer muito rápido. Ele passou do ovário para o útero, depois para o outro ovário e invadiu o intestino. Na cirurgia, os médicos removeram o útero, os ovários, parte do omento (último segmento do intestino delgado), a válvula ileocecal e três quartos do cólon ascendente. Desde essa data, tomo de catorze a dezessete medicamentos por dia.

Acredito que nós, as pessoas que saímos desse processo, temos a obrigação de tirar algo bom dele, assimilando-o e ensinando aos demais essa duríssima lição de vida. Temos a obrigação de fazê-lo porque instituições como o Instituto Nacional de Cancerologia do México (Incan),* com os seus médicos sempre muito amistosos, como a doutora Dolores Gallardo, e toda a sua equipe clínica, envolvem-se profundamente conosco. Não considero justo que todas as pessoas implicadas nesse processo sofram porque nós temos dor — acredite, os familiares e amigos sofrem e sofrem muito. Compreendi que as pessoas que não pensam nos outros acabam totalmente sozinhas. Não podemos nem devemos cultivar o egoísmo, pois todos morreremos um dia. E é péssimo pensar que podemos morrer de maneira egoísta, concentrados apenas na nossa dor, na nossa ira, na nossa frustração. E as pessoas queridas que sobrevivem? Como elas ficam? Desconcertadas, doídas, com um vazio... Lutando até o último momento,

* No Brasil, os serviços sociais e outros trabalhos de apoio ao paciente oncológico são oferecidos pelo Instituto Nacional de Câncer. Informações disponíveis em http://www2.inca.gov.br. (N. T.)

podemos dar um exemplo, mostrar o sentido de estarmos vivos. É a hora de provar que a vida vale a pena.

Comigo aconteceu isso, com outra pessoa deve ter acontecido algo distinto. Creio que cada um vive e morre de maneira diferente.

Senti que tinha a obrigação de sair da cama e me animar, pois as pessoas à minha volta mereciam isso! O meu filho Pablo e o seu pai mereciam, assim como Pepe, meu irmão, e Lourdes. Eles mereciam que eu me levantasse, tinham o direito a se sentirem felizes e contentes. No primeiro dia, as minhas cunhadas haviam me banhado como se eu fosse um bebê e, quando me viram em pé no dia seguinte, ficaram impressionadas. Como eu poderia não sair da cama depois de saber que Lourdes dormira a noite inteira no chão do hospital? Ela não se importou com o cansaço; importava-lhe apenas demonstrar carinho e solidariedade, apoiar o meu filho e estar presente em todos os momentos. O que mais eu poderia oferecer a todos em troca das demonstrações de afeto? Ficar jogada numa cama? Como poderia fazê-los se sentir bem? Precisava dar-lhes algo; afinal, haviam passado meses de angústia comigo, além de um horrível dia de cirurgia, sem contar as horas e horas de preocupação. E a única coisa que eu podia fazer por eles era me levantar, mostrar que, mesmo depois de tudo aquilo, estava bem. Dessa maneira, saberiam que os esforços não tinham sido em vão. Quando Lourdes me viu em pé, não acreditou! Sorriu e me levou para o banho; eu brinquei com ela, e demos muitas risadas. Foi divertidíssimo!

Antes, eu não sabia que contava com tantos irmãos e irmãs, tampouco imaginava que o meu filho era um jovem forte, praticamente um homem feito. Ele ficou sentado ao meu lado durante os doze dias em que estive internada; todas as tardes, no hospital, Pablo fazia a sua lição de casa e estudava para os exames finais. Enquanto isso, eu trabalhava no meu computador, focando a minha concentração em outro assunto. Essa combinação salvou o meu ano! É por isso que acredito que nesses momentos de dor ou sofrimento devemos ser menos egoístas. Pablo se sentava ao meu lado e simplesmente encostava o dedão do seu pé no meu. Essa era a sua conexão. O importante é entender que cada um tem a sua forma de se conectar; não podemos exigir mais do que isso ou reclamar do comportamento muitas vezes incompreensível de quem está próximo.

Sempre existem alternativas. Se escolhemos sofrer, há dicionários cheios de adjetivos para isso. Mas, se você procurar a parte divertida, com certeza a encontrará. Penso que faz parte do sentido da vida sermos altruístas, não importa onde ou em quais condições nos encontramos. Apesar da dor, não posso dizer que houve algo ruim nesse processo. Os meus laços emocionais se sobrepuseram a tudo. Eu tinha de me colocar no lugar do meu filho adolescente e entender como era difícil para ele lidar com a situação. Cabia a mim, ao notar a sua angústia, acalmá-lo para que não se sentisse tão atormentado. Cada pessoa ajuda como pode. Eu não pedi a Pablo que ficasse o tempo inteiro comigo, mas ele decidiu permanecer ao meu lado inclusive nos fins de semana, praticando os seus instrumentos. A música era um escape, mas ele estava presente, e eu só lhe pedia ajuda quando era verdadeiramente necessário.

Confesso que não sabia ser capaz de suportar tanta dor e seguir adiante. Obtive excelentes notas no primeiro e no segundo semestres do mestrado em epidemiologia clínica. O câncer estava nos meus ovários, mas evidentemente poupara o meu cérebro. Às vezes, eu me cansava muito e me custava terminar uma leitura, não conseguia ficar sentada, sentia muita tontura. Entretanto, no fim, a doença me ensinou algo positivo: sempre tomar uma atitude e não ficar esperando que a dor e o desconforto apareçam, pois isso leva a um círculo vicioso, no qual tudo se torna cansativo e incômodo. Quando era hora de me levantar para ir à faculdade e assistir a uma palestra, de dar uma aula ou de ler um livro, eu parava, recompunha-me e ignorava a dor.

Na universidade, meus colegas me ajudavam a subir as escadas. Assim que eu chegava, todos vinham ao meu encontro e me ofereciam ajuda. Eu era amparada por eles, que me passavam as suas anotações e explicavam o conteúdo das aulas a que faltara. Os professores também me deram muito apoio... Estudei para uma prova conformada a responder apenas às questões que conseguisse. Foi difícil, pois durante o exame a caneta teimava em cair da minha mão, e eu não conseguia enxergar as perguntas direito. Mas lutei e terminei a prova. Então, a professora me enviou o resultado por *e-mail*: fui aprovada com nota dez.

A atitude dos meus professores, muitos dos quais médicos, foi espetacular pelo suporte que me deram ao longo do tratamento.

Assim é a vida! Creio que existem muitas coisas boas. Aprendi bastante sobre o meu país e sobre a minha gente. Descobri a impressionante solidariedade e o altruísmo que existem dentro das salas de quimioterapia. Certa vez, esqueci uma das ampolas de medicamento em casa, e várias senhoras muito humildes, em tratamento como eu, rapidamente se levantaram e me ofereceram as suas. Utilizei a ampola de uma delas enquanto Pablo e o pai foram buscar a minha. Aprendi que nós mulheres em tratamento quimioterápico tínhamos de levar uma ampola a mais na bolsa, pois alguém sempre esquecia a sua. Por mais triste que seja uma sala de quimioterapia, um ambiente opressivo e com um cheiro peculiar, o altruísmo é muito mais poderoso, tornando-se um incentivo para que a pessoa diagnosticada com câncer siga em frente no tratamento.

Sempre haverá quem possa nos ensinar algo, alguém que se encontre em uma situação pior do que a nossa, mas que esteja tranquilo e não tenha perdido a força de vontade. Não quero desperdiçar a oportunidade de mostrar a riqueza que há nesse processo. Nós que conseguimos superar a doença temos a obrigação de tirar partido dela. Por isso escrevo este depoimento; se a minha a experiência pode ajudar outros, compartilho-a com o maior prazer.

A dor é irremediável... o sofrimento é opcional.

”

O câncer e a imagem pessoal

Ao longo da vida, reunimos muitas experiências, grandes amigos; cultivamos o amor pela família e, sem saber, somos oxigenados por eles, pelo profundo trabalho de investigar e encontrar no nosso baú da vida o melhor de nós mesmos, para que o sinuoso caminho possa ser seguido com paciência e serenidade.

O câncer e os tratamentos acometem cada pessoa de uma maneira diferente, assim como as mudanças físicas.

As atividades cotidianas podem ser afetadas, e mesmo pequenas mudanças às vezes geram desconforto. Ademais, junto com as alterações físicas que surgem durante a quimioterapia, temos de levar em conta a reação das outras pessoas; muitas não sabem como reagir diante de alguém que teve câncer ou que está enfrentando as transformações típicas da doença ou do tratamento.

Algumas pessoas que passam por essas mudanças físicas podem ter a autoimagem e a autoestima afetadas, o que torna o tratamento mais difícil e lento; além disso, elas ficam muito mais vulneráveis a reações negativas de outras pessoas. Manter uma imagem positiva durante esse estágio pode ajudar a diminuir a preocupação com a maneira como as pessoas as veem.

Desaconselho a ficar se perguntando sobre as supostas origens do seu câncer. Esse tipo de pensamento faz você se sentir marginalizada ou desejar que ninguém saiba da situação pela qual está passando. Lembre-se: o câncer não é uma escolha pessoal, portanto, ninguém deve se sentir envergonhado por estar doente.

Quando uma doença oncológica é diagnosticada, o impacto da notícia não afeta apenas a paciente, mas também aqueles que são próximos a ela, como o marido e os membros da família. Por isso, vale a pena se esforçar para ficar com uma boa aparência e se sentir bem. Também é muito importante manter uma boa comunicação com as pessoas do seu círculo e conversar sobre as suas emoções.

Se em algum momento você já teve problemas com a própria imagem, é primordial dar a devida atenção a ela, pois as mudanças que ocorrem podem colocá-la em uma situação desconcertante. No entanto, com a ajuda necessária, é possível obter uma melhora considerável na percepção da própria imagem corporal.

Quando os tratamentos terminam, as pessoas tendem a querer viver a vida como o faziam antes. Contudo algumas mudanças físicas indicam que a vida terá de ser diferente.

Tome o tempo que precisar para se ajustar a essas mudanças e compreender suas emoções. A percepção da sua imagem pode melhorar à medida que você se adapta à sua nova história, à sua vida depois do câncer.

Lembre-se de que quando vivemos um processo difícil a atitude serve como um vigoroso incentivo para enfrentar os desafios e seguir adiante.

A sua imagem não é apenas a sua aparência física, é também uma projeção da identidade pessoal. Identificar os seus pontos fortes e talentos contribui para conservar uma imagem positiva durante essa árdua etapa. E não esqueça que sempre é possível conseguir ajuda.

As dicas a seguir podem ser úteis:

- Existem grupos de apoio para pessoas que estão passando ou que já passaram pela mesma situação que você enfrenta agora.
- Converse com a sua família, com os seus amigos e com as pessoas queridas para que vocês possam seguir em frente juntos, como um grupo coeso.
- Realize diferentes atividades com eles.
- Procure apoio profissional para você ou para você e o seu par como casal e, se necessário, para o restante da família.
- Mantenha um equilíbrio saudável por meio de exercícios físicos e uma boa alimentação.
- E o mais importante: nunca esqueça que o essencial está dentro de você.

A imagem e as suas emoções

Todos nós temos uma percepção diferente do que significa a palavra "imagem". Certos fatores podem afetar a nossa própria imagem, especialmente quando estão associados a um diagnóstico de câncer. Porém esse processo pode resultar em um importante aprendizado, como mostra o depoimento de Sandy.

"Para mim, sempre foi muito importante falar sobre o meu câncer, já que se tratava de um acontecimento demasiado forte para esconder. Eu precisava que as pessoas ao meu redor, especialmente os meus filhos, tivessem consciência do que estava acontecendo, pois sabia que poderiam existir momentos de crise ou momentos em que eu não seria capaz de realizar algo e precisaria de uma mãozinha. A resposta sempre foi positiva. Se eu não tivesse feito isso, ainda assim todos se dariam conta de que algo estava errado e, dessa forma, poderiam fazer comentários descabidos. Ademais, tentar esconder o problema exigiria um esforço adicional, para o qual eu precisaria utilizar parte da valiosa energia necessária à minha recuperação.

Essa doença me proporcionou um grande aprendizado sobre o valor da vida e sobre quem sou. O câncer que enfrentei me deu a oportunidade de poder cuidar de mim, de fazer as coisas no meu tempo, de prestar atenção ao meu próprio corpo e de fazer as mudanças necessárias para ser mais carinhosa comigo. Foi uma excelente oportunidade para conhecer o trabalho de uma consultoria de imagem, algo que eu não teria feito antes. Transformei os efeitos secundários do tratamento em uma ocasião perfeita para experimentar estilos diferentes, cores e perucas, para raspar a cabeça... Coisas que nunca havia me atrevido a fazer e que se mostraram divertidíssimas.

Quando alguém ouve a palavra 'câncer', espera ver uma pessoa doente, magra e fraca. Eu tive sorte, pois não fiquei assim, muito graças àqueles que me assessoraram em relação à minha imagem. As pessoas costumavam ficar muito impressionadas ao se encontrarem comigo, porque eu destruía o conceito que elas tinham de um paciente com câncer. As reações e os comentários eram, sem exceção, bastante reconfortantes: 'Nossa, como você está bem!' ou 'Você está linda!'. Também ouvi: 'Nossa! Você fica bonita mesmo careca!'. Tudo isso, sem dúvida, ajuda muito a levantar o ânimo, principalmente quando aquilo de que mais precisamos é sentir um pouco de energia positiva.

Outra coisa que achei extremamente útil foi manter uma boa atitude e um ótimo humor. Rir de si mesmo e procurar o lado bom de qualquer situação é o segredo para ser feliz, além de um magnífico exercício terapêutico.

A IMAGEM CORPORAL

A imagem corporal é a forma como percebemos o nosso corpo. É a representação mental da figura corporal, do tamanho, da cor, da forma, dos nossos traços, das nossas feições, do nosso cabelo... Começamos a formar essa imagem na infância, e ela vai mudando ao longo da vida devido às nossas experiências.

Os fatores históricos, culturais, sociais, individuais e biológicos têm grande influência sobre a imagem corporal, que também depende dos nossos parâmetros em relação ao que se considera atrativo ou não.

Uma imagem precisa e objetiva do próprio corpo desempenha um papel crucial no cuidado pessoal.

A AUTOIMAGEM

A autoimagem é mais integral do que a aparência corporal. Trata-se da imagem subconsciente que temos de nós mesmos e da maneira como percebemos o conjunto das nossas características: o nosso ser físico, que inclui a imagem do corpo; o nosso ser psicológico, que compreende valores, atitudes, personalidade, talentos e habilidades; e o nosso ser social, que inclui os papéis e as atividades que desempenhamos na sociedade em que vivemos. É a imagem que temos tanto do nosso interior quanto do exterior. A autoimagem controla a nossa personalidade e o nosso comportamento, sendo responsável pelo que somos no momento.

Ela costuma ser afetada por aquilo que pensamos sobre nós mesmos, e tais pensamentos podem ser positivos ou negativos. Na formação dessa imagem, existe uma forte influência do ambiente em que vivemos e da resposta que recebemos das demais pessoas.

A autoimagem é um fator que pode influenciar de maneira significativa o nosso sucesso, já que somos o resultado daquilo que pensamos ser.

Nossas decisões também se refletem na forma como sentimos os demais. Visualizar a si mesmo de maneira positiva, com todas as qualidades e experiências, pode ser uma maneira eficaz de manter uma autoimagem positiva.

A AUTOESTIMA

É a forma como nos sentimos em relação a nós mesmos, o valor que nos atribuímos de acordo com a nossa própria imagem e com a estima que gozamos dos outros. A aprovação e a aceitação por parte das demais pessoas desempenham um papel importante no desenvolvimento da nossa autoestima.

Aceitar-nos como somos e gostar de nós mesmos apesar de todas as imperfeições são maneiras de manter a autoestima elevada.

Ela está intimamente ligada à nossa autoimagem; se temos uma boa imagem de nós mesmos, sentimo-nos mais positivos.

Qualidade de vida durante a quimioterapia

O câncer e os tratamentos oncológicos acarretam vários efeitos colaterais. Como se não bastassem as implicações da própria doença, surgem mudanças físicas e emocionais.

Existem diversos recursos que ajudam a lidar com as alterações corporais ocorridas durante os tratamentos, melhorando a qualidade de vida.

Em muitas ocasiões, os médicos preferem manter o foco unicamente no tratamento, dando menos atenção aos efeitos colaterais. Se for esse o seu caso, é muito importante que você fique especialmente atenta a este capítulo, para ser capaz de observar tais mudanças a tempo e evitar que elas interfiram de forma significativa no seu dia a dia. Para isso, também contamos com o apoio de diversos especialistas que conhecem a fundo esses efeitos. Alguns deles tiveram uma participação essencial na criação deste livro.

O APOIO DO ONCOLOGISTA

O doutor Jesús Miguel Lázaro León, formado pela Universidade Autônoma de Guadalajara, no México, é especialista em medicina interna e oncologia médica, chefe da seção de quimioterapia do Hospital Geral do México e presidente da Associação Mexicana de Mastologia. Para diminuir o risco de retorno do câncer, o doutor Jesús sugere que as pessoas em tratamento busquem maneiras para que este afete o menos possível a sua rotina de trabalho e a sua vida afetiva; ele aconselha que as pacientes tentem conservar o ambiente de sempre. Também aponta os efeitos do tratamento e considera que sempre existe uma oportunidade em cada etapa. Leia a seguir as suas recomendações.

“Se o cabelo cair, sempre existe a oportunidade de comprar uma peruca com um corte diferente, de achar graça em ver cada fio de cabelo renascendo. Também surge a chance de se vestir de outra maneira e de mudar a aparência. Muitas pacientes compram perucas de diversas cores: ruivas, loiras ou morenas. Descubra as infinitas possibilidades. Se a pele mudar, aproveite para usar cremes hidratantes, protetores solares, maquiagem, brincos bonitos e lenços coloridos como turbantes. Para algumas pacientes, entretanto, o processo requer muito mais esforço; elas não se aceitam nem mesmo transformadas. As pessoas jovens parecem ser mais tranquilas, não levam tão a sério o fato de perderem o cabelo.

O tratamento não deve tirar ninguém de sua rotina. Mantenha seus filhos por perto e não esconda nada deles; se forem pequenos, explique-lhes que está passando por um tratamento oncológico. Se puder, aconselho fortemente que continue a acompanhá-los em suas atividades escolares.

Quanto à relação do casal, algumas pessoas preferem uma abordagem direta, e outras, uma mais sutil. É possível continuar tendo uma vida sexual ativa, fazendo uso de lubrificante, caso necessário.

Quando me perguntam o que uma pessoa nessa situação pode ou não fazer, eu respondo: as atividades próprias da sua idade e do seu sexo. Os adultos fazem coisas de adultos; os jovens fazem coisas de jovens.

Existem aborrecimentos impossíveis de evitar, como as alterações de olfato e paladar e o cansaço extremo. Porém podemos impedir que eles se ampliem e prejudiquem a qualidade de vida durante o tratamento. É vital fugir do pessimismo, pois ele agrava o cansaço e o incômodo, fazendo o tratamento parecer mais demorado e o sofrimento, maior; a pessoa que age com fatalismo se sente como se estivesse assistindo a um filme contra a vontade. Ao contrário, se, ao sentir cansaço, a paciente pensar que ficará bem após descansar um pouco, essa ideia se tornará normal durante esses lapsos; as pessoas que encaram o problema dessa forma acabam suportando melhor o tratamento.

Quando a paciente tem uma doença que não pode ser curada, o tratamento é prolongado. Com o passar do tempo, sugiro aplicar a mesma estratégia, ou seja, por meio do tratamento, eliminar os incômodos e produzir uma qualidade de vida suficientemente normal, a qual permita praticar atividades próximas do usual, como realizar viagens planejadas. No fim, as recomendações são as mesmas: não há restrições, a menos que os sintomas impeçam a mobilidade.

Meus pacientes costumam perguntar sobre certos medicamentos, ou se a graviola pode causar tal coisa, se o leite pode causar aquilo, se o café faz aquilo outro... Eu digo àqueles que gostam de café que tomem uma xícara por dia e aproveitem esse momento. Isso os ajuda, pois eles sentem que não saíram de sua rotina. Apenas lhes peço que não exagerem no café, por exemplo, pois ele pode causar gastrite e mal-estar.

É muito importante minimizar e controlar os efeitos colaterais de modo que não causem tanto impacto na paciente. Para isso, ela deve buscar recursos que lhe sirvam de apoio diante das possíveis mudanças decorrentes do tratamento oncológico: ajuda psico-oncológica; cuidado com a imagem; cuidado odontológico; reabilitação da área operada para evitar linfedema, se necessário;[1] e recuperação da forma física.

---

1 O linfedema ocorre quando o sistema linfático está danificado ou não funciona corretamente. Esse quadro provoca o inchaço crônico das extremidades nas quais tenha havido extração de gânglios.

É difícil medir a qualidade de vida. Os pacientes deveriam alimentar-se diariamente de pensamentos como: 'Hoje me sinto bem'; 'Neste momento estou com boa aparência'; ou 'Faço as coisas da melhor maneira possível'. Essas reflexões ajudam a incrementar a tolerância ao tratamento. Muitas pessoas consideram inclusive que uma atitude confiante pode aumentar o tempo de vida, em especial quando existe a ameaça iminente de metástase.

Notei que as pacientes ficam muito contentes com os resultados da consultoria de oncoimagem. Elas se arrumam mais, usam perucas que parecem com o seu cabelo natural, mostram-se muito mais motivadas. Realizam o tratamento com menos medo de terem a sua imagem danificada. Vê-se que ficam mais fortes e também mais seguras de si mesmas. Esse é um fator importantíssimo, pois, além de melhorar o relacionamento amoroso e favorecer a conexão com familiares e amigos, ele as torna mais receptivas a aceitar melhor os incômodos dos tratamentos. Elas não se sentem inferiores, ao contrário de algumas pacientes que, justamente por estarem em tratamento oncológico, pensam que não são de todo normais. Noto-as mais motivadas, mais fortes, mais animadas. Acredito que tudo seria mais fácil se não houvesse a perda do cabelo. Infelizmente, no entanto, nada pode evitá-la.

Quando uma pessoa quer fazer algo na vida, deve ter uma visão positiva, especialmente quando se trata de levar a cabo uma empreitada como essa, que pode levar quatro, seis meses ou até um ano. É muito importante visualizar o futuro para impedir que o processo se torne demasiadamente longo.

Tudo pode ser transformado em oportunidade.

O APOIO DO CIRURGIÃO ONCOLOGISTA

O doutor Carlos Robles Vidal estudou medicina na Universidade de La Salle, em Bogotá, na Colômbia, formando-se como cirurgião geral e especializando-se em cirurgia oncológica no Instituto Nacional de Cancerologia (Incan), no México. Foi chefe do Departamento de Tumores Mamários do instituto, hospital em que ainda trabalha, e atuou como presidente da Associação Mexicana de Mastologia. Atualmente, é coordenador de cirurgia oncológica e coordenador da Clínica de Mama do Centro Médico ABC, na Cidade do México.

"O tipo de tratamento costuma depender do estágio clínico da doença. A cirurgia é parte integral ou primordial do tratamento do câncer de mama; as cirurgias podem ser aplicadas dependendo do grau de desenvolvimento da enfermidade.

No momento do diagnóstico, que se dá após confirmação histológica, o câncer de mama pode estar em etapa inicial ou em fase mais avançada.

Os estágios clínicos iniciais incluem tumores *in situ* (não invasivos) e tumores invasivos com menos de quatro centímetros. O tumor não invasivo é aquele que não rompeu a membrana basal, o assoalho dos dutos mamários, que se unem e se arranjam em muitos canais, formando uma rede por onde o leite é drenado em direção ao mamilo durante a amamentação. Quando o tumor rompe a membrana basal desses condutos, transforma-se em invasor.

O tratamento do carcinoma *in situ* depende do tamanho, grau de agressividade, idade da paciente e possibilidade de obter margens cirúrgicas adequadas, que consistem em incisão ou mastectomia. A incisão, ou corte, é a extração parcial do tecido mamário a fim de se obterem margens cirúrgicas livres de tumor.

No caso de um estágio clínico inicial, que inclui tumores com menos de quatro centímetros, avalia-se se a paciente é candidata a uma cirurgia conservadora ou a uma radical. Isso depende do tamanho da mama, do tamanho do tumor e de sua agressividade; da idade da paciente e da presença (ou não) de diversos focos de células cancerígenas. Se houver muitos focos, não é possível oferecer um tratamento conservador, já que se trata de multifocalidade e multicentricidade do câncer.*

Existe a mastectomia completa, na qual todo o tecido mamário, a pele e os músculos são retirados; nesse caso, há possibilidade de uma reconstrução imediata se a paciente não tiver de passar, inicialmente, por radioterapia. Esse tipo de reconstrução pode ser feito com uma prótese ou um expansor de pele (o expansor é uma pequena bolsa que se enche de forma gradual com solução salina, esticando a pele paulatinamente; ele possibilita que com o decorrer do tempo a pessoa passe para outro tipo de prótese e mais tarde reconstrua o mamilo, deixando os dois seios simétricos), ou podem ser utilizados os próprios tecidos da paciente, como músculo, gordura e pele do abdômen, ou então o músculo dorsal.

Há outro procedimento, a cirurgia conservadora, na qual se preserva a maior quantidade de pele, e o seio é reconstruído imediatamente.

Para determinar se uma pessoa é candidata à reconstrução imediata, considera-se o estágio clínico (inicial ou avançado) em que ela se encontra. Nos estágios avançados, ou seja, quando o tumor tem mais do que cinco centímetros, além da quimioterapia, a paciente costuma passar por tratamento radioterápico. Nesse caso, uma reconstrução imediata não é recomendável, pois o resultado cosmético pode ser inadequado e resultar em complicações, uma vez que a pele e os tecidos são danificados durante a radioterapia. Nesses casos, a reconstrução deve ser adiada por até dois anos após o tratamento.

* *Multifocalidade:* alastramento das células neoplásicas na periferia do tumor, o que cria microfocos invasivos na vizinhança. *Multicentricidade:* presença de focos neoplásicos distantes do núcleo central, menos frequente. (N. T.)

A reconstrução mamária constitui uma parte fundamental da reabilitação psicológica da paciente. Dado que os seios são parte da feminilidade, da sexualidade, da maternidade e da imagem corporal, a reconstrução mamária deve ser possibilitada a qualquer mulher que a desejar.

O procedimento cirúrgico deve ser realizado em parceria com um cirurgião plástico. O cirurgião oncologista encarrega-se de cuidar dos tecidos de modo que eles não sejam perdidos, preservando o sulco mamário e outras características essenciais para que o cirurgião plástico obtenha os melhores resultados possíveis.

A remoção dos gânglios axilares é o procedimento-padrão no tratamento do câncer de mama invasivo. A técnica do gânglio sentinela pode informar o estado de infecção tumoral no resto dos gânglios. O linfonodo sentinela é o primeiro gânglio da cadeia linfática de um tumor que drena a mama e mostra o estado dos demais; com isso, pode-se evitar a remoção completa dos gânglios axilares em pacientes que não apresentam a doença. Se o linfonodo sentinela estiver afetado, será necessário retirar todos os gânglios axilares; se não, esse procedimento poderá ser evitado, diminuindo, assim, uma morbidade tal como o desenvolvimento de um linfedema ou sequelas no movimento do braço.

Quando há remoção dos gânglios axilares, é muito importante que a paciente busque especialistas que a ajudem a prevenir o aparecimento de linfedema e a reabilitar completamente o movimento do braço. Quanto mais cedo ela fizer isso, menores serão as chances de desenvolver um linfedema, e a sua recuperação poderá ser muito mais rápida.

O tratamento da paciente com câncer de mama precisa ser completo, isto é, precisa ser multidisciplinar. Deve contar com a participação de um radiologista, que detectará o câncer em seu estado inicial; de um cirurgião oncologista, que com a sua experiência determinará o melhor procedimento cirúrgico para cada caso específico; de um cirurgião plástico, quando a reconstrução imediata for recomendada; de um oncologista, para administrar a quimioterapia quando necessário; e de um radioterapeuta, quando necessário. Também devem ser levadas em consideração a participação de um odontologista e a reabilitação física e emocional. Atualmente, considera-se importante a incorporação de um nutricionista a essa equipe multidisciplinar a fim de manter o peso ideal da paciente, o que contribui para evitar a recorrência no caso de câncer de mama. Ademais, o consultor de imagem pode oferecer ajuda no tratamento integral dessas pacientes. O estímulo da autoestima é fundamental para a sua recuperação psicossexual e emocional. Se, por algum motivo, não for possível reconstruir o seio de uma mulher, outros métodos e alternativas poderão servir de apoio, como próteses externas e roupas íntimas especiais. ”

O APOIO DO CIRURGIÃO PLÁSTICO

O doutor Nicolás Domínguez Chávez-Camacho estudou medicina na Universidade de La Salle e no Hospital Geral Doutor Manuel General González especializou-se em cirurgia geral, plástica, estética e reconstrutiva. Foi aluno do renomado cirurgião plástico Fernando Ortiz Monasterio, com quem realizou muitos projetos, não apenas relacionados ao câncer, mas também a malformações congênitas, como fissura labial e fenda palatina, popularmente conhecida como "lábio leporino" ou "goela-de-lobo". Posteriormente, realizou estudos na área de microcirurgia na Universidade da Califórnia (UCSF), em São Francisco, nos Estados Unidos, tendo como mentor o doutor Harry Buncke, o primeiro cirurgião plástico a realizar uma reconstrução microcirúrgica com o transplante de um dedão do pé no lugar do polegar da mão, que incluiu nervos, veias, artérias e tendões. Desde a sua volta ao Hospital ABC, onde atende desde 1996, Chávez-Camacho também dá aulas, além de ter coordenado a clínica de fissura labial e fenda palatina Operação Sorriso* durante cinco anos. Trabalha com cirurgiões oncologistas na reconstrução de mama em casos nos quais a paciente tenha passado por algum tipo de mastectomia. O doutor Nicolás também atua em outras instituições, como o Hospital Infantil Privado, o Grupo Ángeles, o Médica Sur, entre outras, e compartilha aqui um pouco da sua experiência.

"Existem diferentes abordagens do tratamento do câncer de mama. Dependendo do tipo de mastectomia, é necessário reconstruir o seio. O processo se chama 'reconstrução do seio', mas não tenho certeza se é o termo adequado, pois nos casos em que não há seio é necessário *construir* um. Isso depende de quanto se preserva na cirurgia. Há pacientes que desenvolvem um câncer muito localizado, o que possibilita deixar intacta uma quantidade considerável de tecido na mastectomia. Nesse caso, a reconstrução é melhor, mais estética e mais parecida com o busto original. Se o músculo for preservado integralmente e a glândula for esvaziada, sobra bastante tecido para ser trabalhado. É aí que entram os expansores de pele, pequenas bolsas de água que são gradativamente preenchidas pelo médico com uma solução salina e, assim, esticam a pele. Depois que o tecido cresce, pode-se trocar a bolsa por um implante definitivo. Atualmente, existem expansores que podem ser usados como próteses, pois já possuem o formato de seio e são fabricados para uso permanente. Quando há tecido glandular suficiente, pele em bom estado e presença de músculo, a reconstrução é bem-sucedida. O seu resultado é muito parecido ou idêntico ao busto de antes.

Em outros casos, é necessário remover grande quantidade de tecido, que fica muito danificado com o processo; às vezes, o músculo também é removido por inteiro, não sobrando nada. Então, a reconstrução é feita primordialmente com tecidos vizinhos semelhantes aos do seio, ou seja,

* Essa organização também atende gratuitamente no Brasil. Ver mais detalhes em: http://www.operationsmile.org.br/novo. (N. T.)

utiliza-se pele de outra parte do corpo. Podemos retirar pele, músculo e gordura do abdômen, por exemplo. Nesse procedimento, conhecido como '*tram flap*' (abreviatura da expressão inglesa '*Transverse Rectus Abdominis Myocutaneous flap*'), uma parte do abdômen é marcada e removida; depois, o retalho de pele é colocado em posição de 180 graus em relação à posição original, introduzido por debaixo da pele e conduzido até a área a ser reconstruída. O corte é semelhante ao feito numa lipectomia[2] e resulta em um abdômen mais plano e um busto reconstruído com tecido abdominal. Esse tecido evidentemente apresentará certa perda de sensibilidade; por isso, o processo é limitado a pacientes com boa vascularização. Trata-se de uma cirurgia com grande valor estético, já que, além de reconstruir o busto, possui a vantagem de deixar o abdômen mais delineado, e, ainda que ela provoque algumas cicatrizes, as pacientes costumam ficar muito contentes com o resultado.

Outro método de reconstrução consiste em retirar parte do músculo grande dorsal, girá-lo em 180 graus, passá-lo por debaixo da axila e deslocá--lo para a parte de baixo do busto, dando-lhe forma. O retalho pode ser composto exclusivamente por músculo, se a quantidade de pele o permitir, ou por músculo e pele. Às vezes, utiliza-se em conjunto uma prótese ou um expansor, que é introduzido na região onde o seio foi removido e recoberto com o músculo grande dorsal e a pele.

Essas são as grandes cirurgias. Ainda existe outra técnica mais moderna, a microcirurgia, na qual o retalho é cortado a partir da raiz, incluindo nervos, vasos, a artéria e a veia, colocado no local da reconstrução e conectado aos vasos sanguíneos remanescentes. Cada pequeno vaso, cada artéria e cada nervo são religados. Trata-se de uma cirurgia muito mais

2 Lipectomia é um procedimento de cirurgia plástica que tem como objetivo melhorar a imagem corporal; consiste em eliminar o excesso de pele, esticar os músculos abdominais e retirar o excesso de tecido adiposo do abdômen para fortalecer a parede abdominal.

complexa, indicada a pacientes cujos vasos sanguíneos não podem, em razão de sua má circulação, ser girados em 180 graus.

A decisão de utilizar pele, tecido e gordura da região das costas ou do abdômen depende da paciente e do critério do cirurgião, assim como a decisão pela microcirurgia. Na minha opinião, soluções mais simples proporcionam efeitos melhores. Se as condições do abdômen são satisfatórias, o resultado costuma ser bom.

Existem alguns detalhes que devem ser considerados quando se utiliza pele do abdômen para a reconstrução mamária, pois, ao se remover e girar um segmento do músculo, pode haver debilitação na região. Nesse caso, coloca-se uma espécie de malha compressora permanente após a reconstrução.

Posteriormente, é feita a reconstrução do complexo aréolo-mamilar. Para isso, buscamos uma pele de cor mais intensa, hiperpigmentada, para que se pareça com a cor da aréola do seio. Trata-se de um enxerto de pele, um pedaço de pele que se retira de uma parte do corpo e se insere em outra. Ele pode ser tatuado, colorido. Muitas vezes, retiramos pele da parte interna da coxa ou da virilha, que é mais escura e, apesar de não possuir vascularidade própria, adere-se ao local do transplante. O tecido enxertado logo se vasculariza, formando pequenos vasos com a ajuda das células locais; dessa forma, os tecidos transplantados e originais se integram, resultando em uma pele nova. É importante que a pele seja muito fina para que possa se manter em bom estado mesmo com pouco sangue. A pele muda de coloração com o simples fato de ser transplantada.

A reconstrução contribui muito para o bem-estar físico e psicológico da paciente; entretanto, se não for possível realizá-la, também existem próteses externas que podem ajudar a recuperar a autoestima. ”

O APOIO DO ODONTOLOGISTA

Outro passo importante para obter uma boa qualidade de vida é o cuidado com os dentes. É fundamental pensar sobre a sua saúde dentária antes mesmo de começar o tratamento.

O odontologista José Luis Alonso Padilla, graduado pela Universidade Intercontinental do México, fez residência em odontologia hospitalar na Universidade de Minnesota e em odontologia integral na Universidade de Connecticut, ambas nos Estados Unidos. Ele obteve o doutorado em prótese dental e implantes dentários e atualmente é professor catedrático na Universidade Intercontinental.

Durante a sua residência no hospital, o doutor José Luis tratou de pacientes clinicamente comprometidos: pacientes prestes a serem submetidos a transplante de medula; portadores de HIV; e pacientes em tratamento oncológico, tanto quimioterápico quanto radioterápico. Ele recebeu treinamento específico para realizar o cuidado odontológico de pacientes com câncer de diferentes tipos antes, ao longo e depois da rádio ou quimioterapia. Com base em todos os seus anos de experiência, o renomado odontologista compartilha conosco algumas demandas que podem surgir durante os tratamentos oncológicos e a importância dos cuidados e da prevenção em alguns casos.

“Os efeitos da radiação são maiores e mais diretos na área irradiada, enquanto o efeito da quimioterapia é mais sentido em nível sistêmico e geral. Qualquer medicamento que funcione em nível sistêmico, isto é, que seja introduzido no nosso sistema, gera algum tipo de ressecamento bucal, provocado pela diminuição do volume salivar e pela alteração da qualidade da saliva, dois fatores extremamente relevantes para uma boa saúde da boca. Portanto, é correto afirmar que a pessoa que ingere uma série de medicamentos, para qualquer tipo de doença, pode sofrer um impacto no volume e na qualidade da saliva. É justamente o caso do paciente que está fazendo quimioterapia. A produção de saliva pode ter a sua qualidade e o seu volume alterados entre 70% e 90%, dependendo do estágio do tratamento. A saliva é o lubrificante natural da boca, responsável por varrer bactérias e desinfetar essa área no início do sistema digestório. Sem ela, surgem muitos problemas bucais, como cáries, mucosite,* dores, sangramentos e infecções nos tecidos moles, por exemplo, a língua, a gengiva e as mucosas. Além disso, se a paciente utilizar algum tipo de prótese dentária, a saliva atua como lubrificante. Usar qualquer tipo de aparelho na boca durante o tratamento pode ser muito difícil do ponto de vista funcional e do conforto.

A xerostomia é o ressecamento da cavidade bucal causado pela diminuição do volume de saliva. Ela aumenta muito a incidência de patologias bucais. Por isso, pacientes que se submetem a algum tipo de radiação ou quimioterapia requerem cuidados prévios, entre os quais o controle de qualquer doença dental, como gengivite ou periodontite.** Essas doenças afetam a gengiva e os ossos da boca. Se não houver um controle prévio, a saúde bucal será afetada com muito mais rapidez e agressividade. Também é necessário realizar o controle prévio de qualquer restauração que se apresente imperfeita, assim como é imprescindível controlar a recorrência e a incidência de cáries. Dessa forma, o oncologista deve trabalhar em conjunto com um dentista a fim de proporcionar à paciente o controle das doenças dentais, gengivais, etc. No caso de a paciente usar algum tipo de aparelho odontológico, é fundamental que este esteja em perfeitas condições.

---

* A mucosite é uma reação tóxica inflamatória que afeta o sistema digestivo ou trato gastrointestinal, área que vai desde a boca até o ânus. Ela pode ocorrer por exposição a agentes quimioterápicos (quimioterapia) ou radiação ionizante (radioterapia). É mais comum em pacientes com tumores no sistema digestivo e leucemia. (N. T.)

** Gengivite é a inflamação da gengiva causada pela placa bacteriana e pode comprometer um ou mais dentes. Se não for tratada, pode evoluir para a periodontite, que compromete os tecidos que promovem a sustentação do dente, provocando reabsorção óssea, retração da gengiva e perda dos dentes. (N. T.)

Durante o tratamento, pode ser interessante utilizar algum substituto para a saliva. Aconselha-se ingerir líquidos constantemente para manter a boca lubrificada, mascar chiclete sem açúcar para estimular a produção de saliva e aplicar flúor para prevenir e controlar as cáries, que podem aparecer ou retornar de forma rápida, genérica e agressiva.

Reitero que é essencial prevenir qualquer tipo de problema dentário. Por exemplo, uma extração de dente no caso de um paciente imunocomprometido, como o paciente de quimioterapia ou radioterapia, pode se transformar em um problema infeccioso agudo e hostil. Por isso, um abscesso ou uma infecção bucal devem ser necessariamente controlados antes do início do tratamento oncológico. Ademais, é preciso realizar um controle rigoroso da xerostomia durante a quimioterapia.

Assim como a quimioterapia, a radioterapia aplicada nas áreas da cabeça e do pescoço afeta diretamente as glândulas salivares e diminui o fluxo salivar em 95% ou até 100%.

A paciente realmente precisa entender que o cuidado com os dentes é crucial, afinal, estamos falando de alimentação, conforto e autoestima. A prótese dentária pode machucar, beliscar ou causar sangramento dos tecidos devido à falta de saliva, impedindo muitas pacientes de usá-la durante o tratamento; assim, além de outros problemas, elas precisam encarar o fato de a família e os amigos as verem sem a prótese. Isso pode agravar os problemas emocionais, claro. Do ponto de vista nutricional, a paciente que toma suplementos para aumentar a produção de saliva ou outro medicamento que estimule essas glândulas não manifesta problemas para se alimentar. Já sem essas providências, as mucosas ficam muito ressecadas, dificultando a ingestão de certos alimentos; além disso, a falta de lubrificação faz que algumas comidas grudem na língua ou na prótese (ou aparelho). No entanto, existem diversos tratamentos que facilitam a deglutição e, assim, proporcionam uma alimentação melhor.

Durante o tratamento quimioterápico, o organismo fica muito mais vulnerável; se o paciente apresenta algum processo infeccioso, deve procurar saná-lo, pois certamente se encontra imunodeprimido. Isso significa que os seus mecanismos de defesa estão fracos, e um mero abscesso dentário pode desencadear infecções em outras áreas do corpo, as quais se propagam pela corrente sanguínea. É possível encontrar estreptococos de natureza dentária alojados nas articulações do joelho ou em válvulas cardíacas, os quais podem se manifestar amanhã ou daqui a quinze anos. Por isso, é muito importante ter cuidado com todo tipo de infecção. O problema deve ser atacado de imediato; se isso não for feito antes da quimioterapia, será necessário tratar a infecção durante o tratamento, com o controle e a interconsulta do oncologista, que permitirá ou não o uso de determinados medicamentos. O foco infeccioso dental precisa ser tratado com rapidez, seja por meio de extração, endodontia, ponte ou controle de cáries, a fim de evitar que as consequências se multipliquem e o problema se agrave. Recomenda-se fazer o tratamento assim que o paciente se sentir melhor e conseguir ir a uma consulta odontológica. O acompanhamento com o dentista pode ocorrer entre uma sessão e outra de quimioterapia, por exemplo.

Existem certos medicamentos que estimulam a produção salivar, mas o problema é tratado principalmente com saliva artificial. Infelizmente, uma infecção dentária pode se deslocar facilmente pelo sistema circulatório e gerar outros problemas, que normalmente seriam contornados com o auxílio da saliva, a qual contém substâncias antimicrobianas naturais que ajudam a higienizar a boca e a remover a placa bacteriana que recobre os dentes. A diminuição da produção de saliva provoca um acúmulo anormal de germes e, com isso, novos problemas surgem de maneira muito agressiva. Entre os medicamentos quimioterápicos usados para atacar o câncer, alguns agridem as células oncológicas, encontradas em grandes concentrações na saliva, mas que não provocam necessariamente problemas dentais. É a ausência de saliva que possibilita, mais do que qualquer outro fator, a proliferação de bactérias na boca, um ambiente propício para elas agirem.

Após os cuidados dentários restaurativos, como o controle de cáries, a substituição de restaurações antigas a fim de diminuir o acúmulo de placa bacteriana, o controle de infecções (abscessos), a extração de dentes não desejados ou não restaurados, vem a fase preventiva. O paciente deve cuidar constantemente dos dentes, tanto em casa quanto no consultório. Deve escová-los seis ou sete vezes ao dia e manter uma dieta com refeições pontuais, sem alimentos que geram ressecamento, como açúcar e sal. Bebidas alcoólicas e cigarro também ressecam a mucosa.

O paciente precisa escolher com cuidado seus produtos de higiene bucal; deve, por exemplo, dar preferência a um antisséptico bucal sem álcool. Por isso, é importante ler as informações contidas no rótulo da embalagem. Sugere-se que peça ao odontologista recomendações de pasta de dente e de antisséptico bucal rico em flúor. A utilização de protetores dentais com gel de flúor ajuda a diminuir o problema das cáries. Recomenda-se também o uso de produtos que aumentem o fluxo salivar, como chiclete sem açúcar. O ideal é procurar ingerir alimentos que não contenham açúcar, visto que, além de ressecarem a boca, eles dão mais sede e facilitam a formação de cáries. O uso de produtos que estimulam a salivação, quando necessário, é de grande ajuda, assim como beber líquidos constantemente, de preferência água natural. Prefira água com baixo teor de sódio. Bebidas energéticas com altas concentrações de açúcar não são recomendáveis. Alimentos gordurosos também ressecam a boca. ”

O APOIO DO FISIOTERAPEUTA NO PROCESSO DE REABILITAÇÃO FÍSICA EM ONCOLOGIA E LINFEDEMA

Se o tratamento envolveu a remoção dos gânglios, é muito importante buscar um fisioterapeuta de reabilitação especializada, pois o sistema linfático não funciona com normalidade após essa retirada, o que pode ocasionar o inchaço do braço, chamado de "linfedema".

Isabelle Aloi-Timeus é fisioterapeuta especializada em oncologia e linfedema, membro da diretoria da Associação Mexicana de Mastologia e pioneira em reabilitação oncológica no México. Ela trabalha há treze anos com reabilitação de pacientes com câncer e problemas linfáticos e atua como conferencista de apoio físico e emocional na República Mexicana, ao lado de José Luis Quintero.

Isabelle teve um caso de paciente com linfedema em sua família:

> "Quando a minha mãe teve câncer de mama, o seu sistema linfático 'entupiu', provocando um linfedema gravíssimo. Nunca souberam o que fazer, e, assim, após o surgimento do problema, ela passou a ter uma qualidade de vida terrível. Eu estava prestes a me formar fisioterapeuta, mas os tratamentos indicados para curar inchaços comuns são contraindicados para pacientes com linfedema. Depois de graduada, dediquei-me a investigar as causas do linfedema e passei a buscar orientação de oncologistas. Foi assim que cheguei aos Estados Unidos, onde aprendi que o linfedema pode não apenas ser tratado, como também prevenido. Contudo muitos médicos não mencionam esse fato aos pacientes."

Isabelle, que também se especializou em Sistema Linfático nos Estados Unidos e fez cursos na Alemanha, considera indispensável que a paciente saiba que o linfedema pode ser prevenido e tratado. "O linfedema não tem cura, mas pode ser controlado."

Ela participou da fundação da Associação Linfática do México, em outubro de 2005, organização que se dedica a formar fisioterapeutas, médicos e enfermeiros especializados em problemas linfáticos. No seu depoimento, Isabelle explica a função do fisioterapeuta na prevenção do linfedema.

"O sistema linfático é responsável pela limpeza do organismo. A linfa é um fluido composto por água e proteínas que percorre todo o corpo; circula paralelamente ao sistema sanguíneo, e sua limpeza é feita pelos gânglios, que, dependendo do local do tumor, podem ser retirados.

Os gânglios da axila eliminam todo o fluido proveniente das costas, do peito e dos braços; os da virilha drenam o que vem da pélvis, das pernas e dos glúteos. Quando um tumor se desenvolve na mama, o sistema linfático o detecta e o identifica como um corpo estranho, podendo levá-lo aos gânglios da axila do mesmo lado do seio afetado. Nesse caso, são retirados todos os gânglios comprometidos, impedindo que o fluido linfático passe por essa região. Assim, começa a ocorrer uma redução no funcionamento do sistema linfático.

Uma vez que não existam mais gânglios, o fluido linfático da área passa pela parte superficial do sistema, local com capilares muito mais finos, e, se a drenagem linfática for muito intensa, a região poderá se obstruir eventualmente. Entretanto, tudo isso pode ser evitado. Com a ajuda da fisioterapia, a paciente aprende a evitar que o fluido linfático se acumule em certas zonas e pode nunca enfrentar um inchaço no braço. Da mesma maneira, uma paciente que teve câncer de colo uterino e teve de remover os gânglios da virilha ou da pélvis pode muito bem aprender a cuidar das pernas. É aí que entram em cena as mangas e meias de compressão, que fazem mais pressão na parte inferior das extremidades afetadas. Mesmo pacientes que não sofrem de inchaço têm de usar mangas ou meias elásticas de prevenção para fazer exercícios, viajar ou realizar qualquer atividade que exija esforço; eles também precisam fazer exercícios especiais para manter o sistema linfático permeável. Cada vez mais, as pessoas estão evitando o linfedema ao tomarem as precauções necessárias.

Se o paciente é orientado sobre o que pode ou não fazer, usa meias e mangas preventivas e realiza os exercícios específicos, tem chance de nunca sofrer um linfedema. No entanto, muitos pacientes com esse problema não recebem diagnóstico e informações adequados e são submetidos a tratamentos impróprios. O tratamento correto é fundamental, já que a manga ou a meia de compressão não são suficientes se o braço já estiver inchado. Se não for tratado, o linfedema não melhora de maneira definitiva e aumenta com o passar do tempo.

Seus efeitos não só afetam consideravelmente a imagem corporal e a autoestima, como também deixam a pessoa suscetível a infecções de pele nas áreas afetadas. Já ouvi muitas pacientes dizerem que preferiam ter sucumbido ao câncer a viver nessas condições. Trata-se de uma sequela bastante grave, e infelizmente alguns médicos, satisfeitos por terem salvado a vida da paciente, dão pouca atenção ao assunto.

Devemos reajustar a nossa vida e manter o foco para retomar o caminho. É indispensável adquirir uma boa qualidade de vida, o que pode ser conseguido com uma reabilitação física especializada e um apoio emocional apropriado. É essencial trabalhar a parte espiritual, a parte física (como a dor), a saúde e a aparência.

No caso do câncer de mama, como os braços são extremidades difíceis de esconder, se sofrer uma inflamação considerável, a mulher prefere usar mangas que os escondam. Mas em alguns casos o braço fica tão inchado que é difícil vestir uma roupa com mangas. O linfedema tem de ser prevenido de todas as maneiras, pois, uma vez que o inchaço começa, os cuidados passam a ser constantes. Além de fazer o tratamento, a paciente deverá usar uma manga especial todos os dias, o tempo todo, diminuindo a sua qualidade de vida porque ela a impede de realizar certas atividades. Já no processo de prevenção, ela só precisa utilizar mangas e meias especiais em determinados momentos.

Todos os pacientes que têm os gânglios extirpados devem passar por uma avaliação com o fisioterapeuta especializado para que este possa lhe explicar os cuidados a serem tomados e os exercícios apropriados.

Os médicos, por sua vez, devem encaminhar o paciente a um fisioterapeuta especializado em linfedema após a remoção dos gânglios.

O linfedema pode ser prevenido.

O APOIO DO PSICO-ONCOLOGISTA

Diante de um diagnóstico de câncer, algumas pessoas sofrem um terrível golpe emocional, geralmente acompanhado por uma profunda dor e medo do que pode acontecer. O apoio de amigos e familiares é de grande importância nesse processo, especialmente o do parceiro, pois há muitos momentos em que a mulher vivencia uma profunda sensação de solidão.

O golpe que acompanha o diagnóstico é tão forte que pode causar um desequilíbrio emocional. Quando isso ocorre, é recomendável buscar ajuda de um especialista, que pode ser um psicólogo, um psiquiatra ou um tanatologista. Vale a pena ressaltar que este último não apenas proporciona apoio a doentes em estágio terminal, como também acompanha pacientes que sofrem uma dor profunda, como é o caso de algumas pessoas diagnosticadas com câncer. Linda Marcovich, que é fisioterapeuta de profissão e especializada em reabilitação cardíaca e tanatologia, compartilha conosco a sua experiência nesse assunto.

Alguns profissionais consideram que o profissional conhecedor de tanatologia* só faz tratar da morte em situações de perda ou falecimento. Na verdade, esse especialista acompanha o paciente em todas as etapas de

* No Brasil, o tanatologista não é um profissional regulamentado, no entanto a tanatologia tem sido objeto de estudo da psicologia e da medicina, sendo vista como um cuidado paliativo de pacientes com doenças graves e de seus familiares. Há psicólogos especializados em trabalhar com essas pessoas, assim como médicos, enfermeiros e outros profissionais da saúde têm recebido treinamento para melhor atender a esse público. (N. E.)

uma enfermidade: negação, raiva, depressão, isolamento, negociação e aceitação. Ele ensina o enfermo a processar, digerir e aceitar todas as coisas que estão lhe acontecendo.

[...]

É muito importante que o paciente tenha alguém por quem sinta empatia e confiança para desabafar, dizer suas angústias, uma pessoa que o oriente.

[...]

Muitas se perguntam: 'Por que foi acontecer logo comigo? Sou jovem, bonita, tenho uma vida tranquila com a minha família e de repente *trocam o meu papel*?'. Há uma raiva desproporcional que se projeta até mesmo sobre a família. A autoestima em relação à aparência desaparece; muitas vezes a paciente ganha ou perde peso, o cabelo cai, a cútis muda, a pele resseca, e, se o seu parceiro se afasta, ela pensa que ele está saindo com outra pessoa. A paciente sente o medo de ser substituída por uma mulher mais saudável e com cabelos e seios. Ainda que isso seja pura fantasia ou fruto de sua imaginação, tal incerteza gera tristeza e raiva.

[...]

Geralmente, no início da quimioterapia e da radioterapia, muitos pacientes ainda não estão conscientes da sua imagem. Costuma haver muito desentendimento e sofrimento em razão das mudanças que ocorrem ao longo do processo, por exemplo, quando a paciente tem de cortar o cabelo. De fato, todas as mudanças são drásticas, desde o impacto da notícia, já que a pessoa não imagina como será o processo de perda (inclusive a queda do cabelo e a remoção total ou parcial do seio), até as transformações decorrentes da quimioterapia ou radioterapia, pois sempre existem consequências físicas.

O processo de assimilação ocorre em diferentes etapas. A princípio, muitas pessoas caem em negação, acreditando que o diagnóstico possa estar errado e não aceitando a doença; também negam todo o seu ser, pois não sabem como a enfermidade afetará as diversas áreas da sua vida. Perguntam-se como ficará a relação amorosa, como será a reação dos filhos, que às vezes são pequenos. Questionam-se sobre tudo o que implica uma perda dessa magnitude.

A imagem torna-se importante quando a pessoa começa a perder cabelo e passar por outras mudanças físicas. Então, surge a pergunta: o que fazer para melhorar a aparência para o seu amor, para a sua família, para o seu círculo social e para si mesma?

O processo de tratamento em si começa com a incerteza da sobrevida, com os efeitos dos medicamentos, com o questionamento do apoio do marido, que às vezes tem uma vida corrida e lida somente com os assuntos financeiros (o que é uma contribuição importante). Tudo é uma perda, e, mesmo após a paciente aceitar todo esse processo, tolerando as perdas e passando a outra etapa, a incerteza continua existindo. Nunca sabemos como iremos reagir a um diagnóstico tão dilacerante.

O profissional que tenha conhecimento em tanatologia acompanha pessoas que estão passando por um sofrimento quase insuperável e que nem sempre podem compartilhar todas as suas aflições com o esposo, com os filhos ou mesmo com o melhor amigo. Há momentos em que a paciente não consegue sequer manifestar a dor. Há instantes de tanta intimidade, de tanta solidão, que ninguém é capaz de compreendê-los, e o profissional oferece um espaço em que a paciente pode falar livremente tudo o que sente, todas as suas sensações e experiências. A maioria das pessoas não quer que os familiares e amigos sofram; sem mencionar que eles podem estar passando por outros problemas pessoais e, por isso, não ser capazes de absorver todo o sofrimento da paciente. Ademais, surgem outras coisas, como relembrar perdas anteriores. Não é uma questão apenas de conversar sobre o que está acontecendo no momento, mas também de trazer à superfície situações existenciais geradas durante o processo da doença.

[...]

O APOIO DO NUTRICIONISTA

Além de dividir a sua experiência conosco nas primeiras páginas deste livro, a nutricionista Georgina Toussaint nos brinda com a sua colaboração sobre a nutrição durante tratamentos oncológicos. Georgina estagiou no Instituto Nacional de Perinatalogia* e trabalhou com assuntos relacionados a danos neurológicos e nutrição durante a gravidez. Nessa instituição, especializou-se e pesquisou sobre nutrição clínica; posteriormente, atuou no Hospital Infantil do México, no Centro Médico Nacional, no serviço de nutrição do Departamento de Gastrenterologia e Nutrição, dando apoio nutricional a pacientes com qualquer tipo de patologia, inclusive a crianças com HIV, câncer, cardiopatias e alergias. Georgina tem um título de mestre em epidemiologia clínica e dedica-se à assistência clínica, à pesquisa e ao ensino.

"A partir do momento em que um tumor é detectado, a nutrição torna-se complexa, pois é necessário considerar o tipo de tumor e se ele se encontra aderido a uma área que impossibilite a paciente de comer.

É importante entender que o câncer se alimenta de você em todos os sentidos: inibe a sua fome ao mesmo tempo que absorve os seus nutrientes. Por isso, é preciso se alimentar mais para vencer o tumor, mesmo que não se tenha fome. Às vezes, não é possível alcançar isso em três refeições, mas sim em cinco. Quando não há nenhum problema na boca ou no intestino que lhe impeça de comer, devem ser feitas todas as refeições costumeiras e mais uma. Pode-se, por exemplo, adicionar um jantar ou café da manhã extra.

Aconselha-se evitar todos os alimentos que geram irritação nas mucosas do sistema digestivo, como gordura e pimenta em excesso. Essas

---

* Perinatalogia é o ramo da obstetrícia dedicado à anatomia e à fisiologia, ao diagnóstico e ao tratamento de distúrbios da mãe e do bebê durante a gravidez e o período neonatal. (N. T.)

recomendações devem ser seguidas quando a pessoa ainda *não está* tomando medicação.

Os quimioterápicos podem tirar a fome, provocar náuseas e deixar o estômago pesado, além de causar diarreia, pois a quimioterapia afeta todos os órgãos, principalmente aqueles que renovam as suas células com rapidez, como é o caso do intestino. O tubo digestivo restaura as suas células constantemente, e, por isso, é fácil ocorrer uma inflamação em todas as mucosas, o que às vezes gera o aparecimento de aftas desde a boca até o cólon. Por causa dessa inflamação, é importante manter uma dieta leve, mas sem deixar de comer cinco vezes por dia. Deve-se compreender que a própria doença, assim como o tratamento, inibe a fome, mas que, mesmo assim, é preciso comer para não entrar em um círculo vicioso desfavorável à saúde. Entretanto, não se deve comer em demasia, para não provocar ânsia.

Você pode elaborar um cardápio de acordo com o seu gosto e a região em que vive. Algumas dicas:

» Evite sucos, pois são ácidos e podem provocar diarreia.

» A toranja é uma fruta desaconselhável por possuir uma enzima que faz que os medicamentos sejam absorvidos mais do que o necessário, podendo causar intoxicação pelo próprio remédio.

» É preferível chupar uma laranja a tomar seu suco.

» Elimine da dieta tudo o que tenha gás e todas as bebidas alcoólicas.

» Se conseguir ingerir suplementos alimentares líquidos, faça-o. Certas pessoas não toleram esse tipo de suplemento, que lhes cai de forma pesada.

» Outra opção é tomar líquidos feitos em casa, com produtos frescos. Mas para isso é preciso consultar um nutricionista a fim de obter uma dieta específica para o seu tratamento.

» É recomendável evitar produtos com lactose, porque eles diminuem a quantidade da enzima lactase e agravam a diarreia. Sempre existe a possibilidade de encontrar leite sem ou com pouca lactose no mercado.

O mais recomendável é buscar um especialista, pois tumor, tratamento e efeito afetam cada indivíduo de maneira diferente.

Transformando a sua nova imagem

Pare em frente do espelho e observe cada detalhe: a silhueta do seu grande espírito, o reflexo da sua força e o brilho maravilhoso da sua beleza interior.

A partir do momento em que inicia os tratamentos oncológicos, a sua imagem começa a se transformar, e essas mudanças podem trazer temores sobre como ficará a sua aparência. Um dos principais objetivos deste livro é proporcionar os recursos necessários para que elas não a afetem tanto. Assim, a sua imagem deixará de ser um problema, e você poderá se concentrar nos cuidados e no processo de cura da doença.

A QUEDA DOS CABELOS

Essa é uma das mudanças mais impactantes entre as geradas pelos tratamentos oncológicos. O doutor Enrique Fidel García Pérez, dermatologista graduado pelo Centro Médico La Raza e ex-presidente da Academia Mexicana de Dermatologia, auxiliou-nos nas questões relacionadas à dermatologia.

> "As células da pele e em especial as dos cabelos reproduzem-se continuamente, mas na maioria das vezes a função da quimioterapia é impedir a reprodução delas, pois, com o câncer, elas passam a se multiplicar em desordem, além de estarem geneticamente alteradas.
>
> A quimioterapia atua impedindo essa reprodução e, assim, afeta também o metabolismo das células saudáveis. As células produtoras de fios de cabelo (e pelos) estão entre as mais afetadas pelo tratamento; por isso, muitas quimioterapias têm como consequência a queda de cabelos. Suas células apresentam dois fatores agravantes: o bloqueio da sua alta taxa de reprodução e o fato de que certos quimioterápicos competem com um metal imprescindível para a saúde capilar, o zinco. O zinco é um metal essencial para os cabelos; quando ele se encontra em pouca quantidade ou ausente, o cabelo tende a cair.
>
> Consulte o seu médico para saber se o seu tratamento implicará queda de cabelo."

SE O TRATAMENTO NÃO CAUSAR QUEDA DE CABELO

Mesmo que seu cabelo não caia, certamente estarão debilitados; por isso sugere-se o uso de xampus e condicionadores leves. Ao lavar o cabelo, evite esfregá-lo bruscamente e, na hora de secar, enrole-o em uma toalha, removendo o excesso de água. Evite usar xampus clareadores ou medicinais, a não ser que tenham sido recomendados pelo médico.

Não utilize produtos com componentes que possam ressecar o cabelo ou irritar o couro cabeludo, como álcool, mentol, cânfora ou fragrâncias fortes. Cuidado com o uso de tintas e produtos para permanentes ou relaxamentos, pois podem causar irritações graves. Eles são desaconselháveis, a não ser com consentimento prévio do médico.

Como regra geral, aconselha-se não submeter o couro cabeludo a processos químicos antes de seis meses após o término do tratamento oncológico. Dessa maneira, é possível prevenir a queda acelerada do cabelo e não agredi-lo.

Evite usar aparelhos como secadores e pranchas modeladoras. Se realmente tiver de utilizá-los, faça-o no nível mais baixo de calor ou com ar frio.

SE O TRATAMENTO CAUSAR QUEDA DE CABELO

Uma vez que o cabelo comece a cair, é indispensável cortá-lo totalmente, pois os fios soltos podem prejudicar o couro cabeludo. Se tiver o cabelo comprido, você pode cortá-lo de antemão, para que o processo não seja tão difícil quando as primeiras mudanças surgirem. Outra opção é raspá-lo totalmente logo no início do tratamento.

Tudo depende da maneira como você escolhe enfrentar o processo. Algumas pessoas preferem ocultar as mudanças, não cortando o cabelo e adquirindo uma peruca semelhante ao seu cabelo natural. Outras preferem cortá-lo e comprar uma peruca no mesmo estilo.

Antes de iniciar a quimioterapia, antecipe-se e descubra onde comprar os acessórios de que precisará. Você pode adquirir uma ou mais perucas e usá-las de acordo com a ocasião. Também pode encontrar uma enorme quantidade de acessórios para cobrir a cabeça, desde chapéus até turbantes e lenços. A imaginação é o limite.

Se em algum momento você esteve disposta a mudar de estilo, essa pode ser uma oportunidade para provar todos os tipos de peruca e escolher aquela que a deixe mais bonita. Existem modelos das mais diversas qualidades e estilos.

Escolha uma de acordo com o tempo pelo qual precisará usá-la. Muitas mulheres a usam apenas eventualmente; durante o resto do tempo, sentem-se mais confortáveis com lenços ou turbantes.

Se optar por usar a peruca durante o dia todo, então deverá comprar um produto de boa qualidade, de preferência fabricado com cabelo natural, já que, com o uso prolongado, os fios sintéticos costumam se emaranhar na parte de baixo, um problema difícil de ser reparado. As perucas naturais podem ser submetidas a certos tratamentos que as deixam como se fossem novas, o que lhes confere uma durabilidade maior.

É muito importante que a peruca tenha ventilação e que você se sinta confortável. Também é fundamental que ela esteja ajustada, para não sair do lugar durante as atividades do dia a dia.

Se usar a peruca ocasionalmente, pode ser uma boa opção adquirir uma peça feita com fios sintéticos. Atualmente, existem vários produtos de boa qualidade e com aparência natural. Além das vantagens mercadológicas (preço menor, mais variedade e disponibilidade), as perucas de fios sintéticos conservam o seu estilo após serem lavadas (desde que as instruções de limpeza sejam seguidas).

As perucas conhecidas como oncológicas, feitas à mão com uma base de poliuretano e desenhadas especialmente para esse fim, possuem uma qualidade excelente. Se você tiver recursos (já que elas são muito mais caras) e pretender usar a peruca todos os dias, elas são uma ótima alternativa.

ESCOLHA A PERUCA DE ACORDO COM O FORMATO DE SEU ROSTO

Olhe-se no espelho com o rosto completamente livre e, com o auxílio de um batom, marque apenas o contorno dele.

ROSTO OVAL

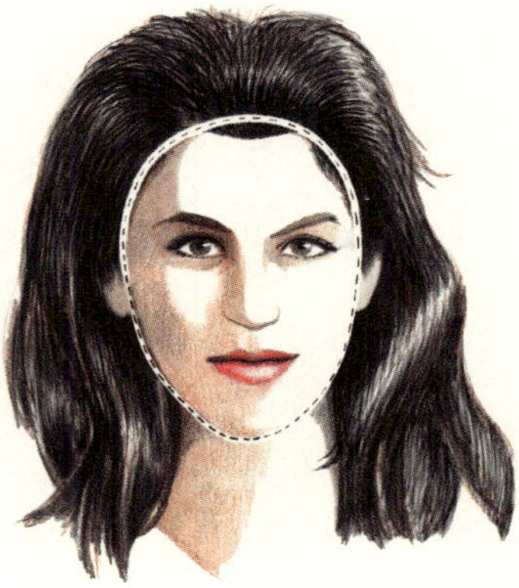

O rosto oval é considerado por muitos o ideal, pois todos os tipos de penteado lhe caem bem. A sua principal característica é ser mais comprido do que largo, com a testa mais larga do que a parte da mandíbula.

ROSTO REDONDO

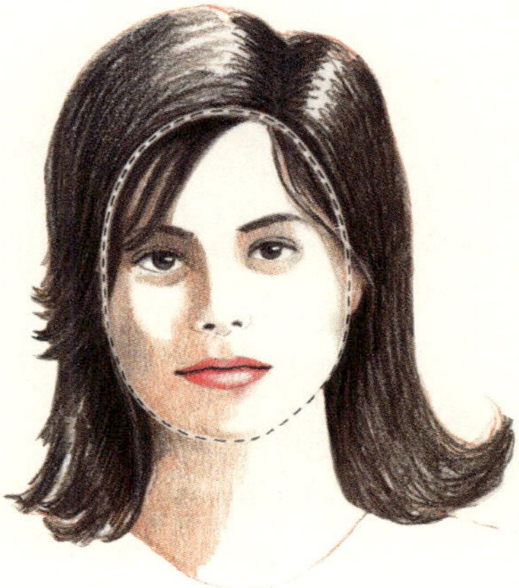

Este tipo de rosto se caracteriza por ter um queixo mais arredondado e a linha vertical mais curta. Se o seu rosto é redondo, recomendamos que adquira uma peruca com mais volume na parte superior da cabeça e pouco volume dos lados.

ROSTO RETANGULAR

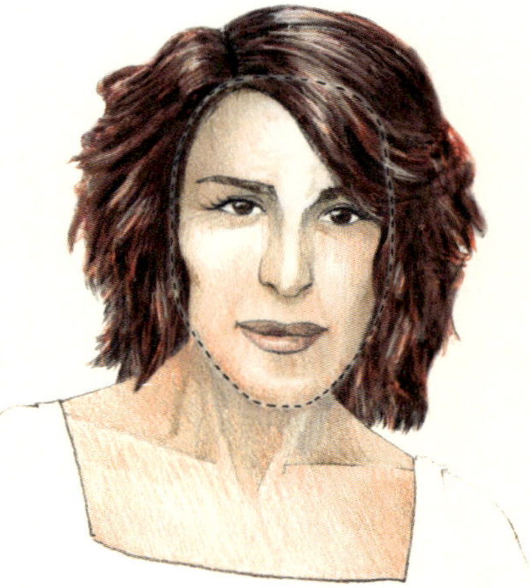

Se o seu queixo é mais quadrado e o seu rosto, longo e estreito dos lados, certamente este é o seu tipo. Você deve procurar estilos de peruca que passem a sensação de encurtar o formato do rosto e reduzir a força da parte superior da face. Podem ser penteados soltos, com o cabelo na altura das maçãs do rosto.

ROSTO QUADRADO

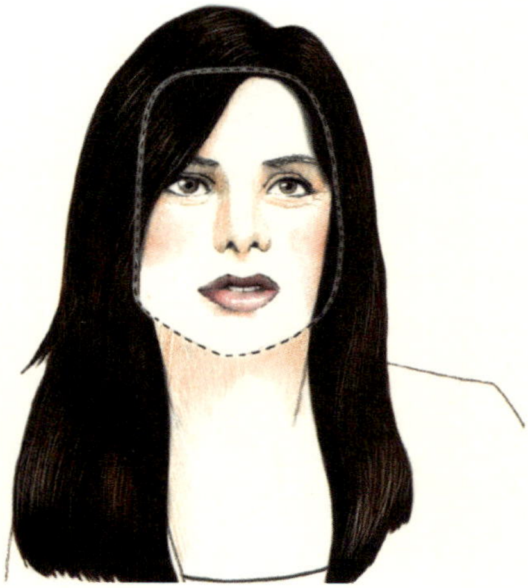

Este rosto apresenta um queixo largo e não é tão alongado quanto o retangular. Se for o seu caso, você deve utilizar penteados soltos e naturais. Tente não deixar o cabelo liso e reto, que podem deixar a sua feição mais dura.

ROSTO TRIANGULAR OU PIRIFORME (FORMATO DE PERA)

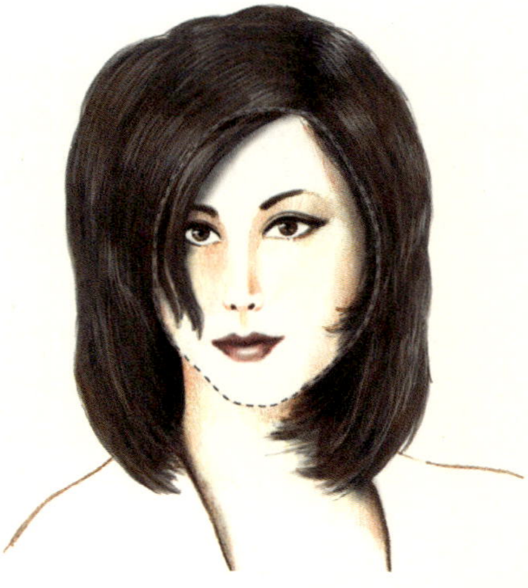

O rosto triangular ou em forma de pera apresenta uma testa estreita e a área da mandíbula mais ampla. Para este tipo, recomenda-se trabalhar com camadas ou estilos de cabelo que aumentem a área da testa e das têmporas, dando a ilusão de um rosto mais ovalado.

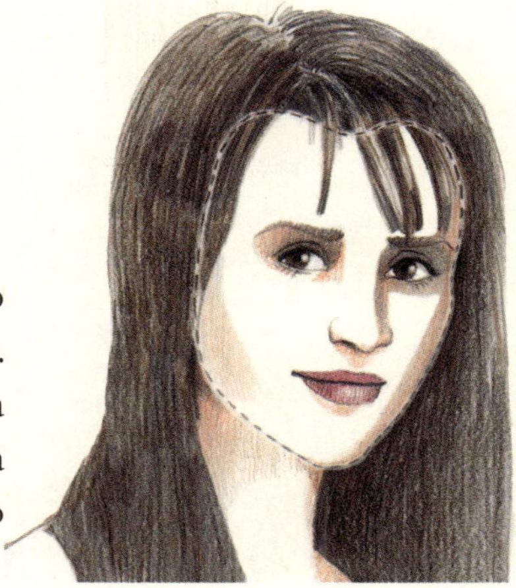

ROSTO EM FORMA DE CORAÇÃO OU TRIÂNGULO INVERTIDO

As características deste rosto são testa larga e queixo mais estreito. Você pode criar camadas de cabelo na área da frente para diminuir a largura da testa e deixar a parte de baixo do rosto mais livre.

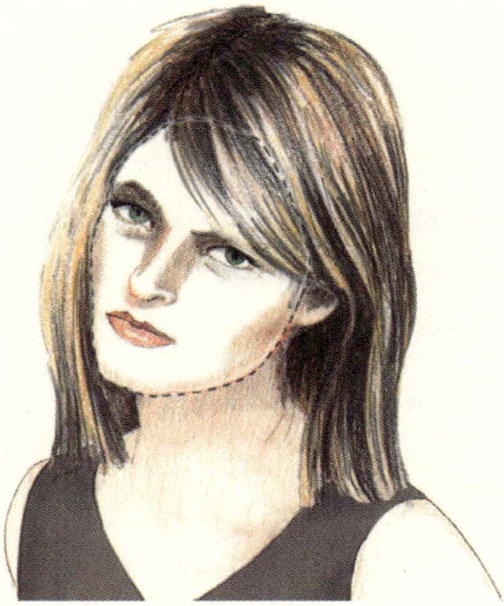

ROSTO EM FORMA DE DIAMANTE

As pessoas com este tipo de rosto possuem pômulos bem marcados ou amplos, com a testa e o queixo angulosos e estreitos. Se esse for o seu caso, deixe a testa e o queixo mais livres e permita que o cabelo cubra as maçãs do rosto.

QUANDO É CHEGADO O MOMENTO...

Edgar Balderas, estilista profissional, tem oferecido um grande apoio e compartilha a sua experiência, fazendo algumas recomendações:

- É importante não esperar muito tempo para cortar ou raspar o cabelo. Evite esperar que ele comece a cair, pois fios soltos podem prejudicar o couro cabeludo.
- O mais recomendado é pedir a um cabeleireiro de confiança que raspe o cabelo com máquina, no sentido do crescimento dos fios, para não machucar o couro cabeludo.

- Você provavelmente sentirá uma leve coceira após o corte, mas essa sensação desaparece em pouco tempo. Evite coçar a cabeça, pois isso pode causar lesões.
- Se sentir desconfortos, use um xampu dermossuavizante, que pode ser encontrado no mercado. Mas lembre que esse produto só deve ser usado nos dias em que você sentir coceira.
- Durante o tratamento, é conveniente cortar o cabelo à medida que cresce, pois a qualidade dele durante essa etapa também pode causar desconfortos.

CUIDADOS COM A PERUCA

De acordo com Edgar Balderas, é fundamental cuidar adequadamente da peruca a fim de mantê-la em boas condições. Lembre-se de que se trata de um acessório de uso prolongado, e, portanto, é interessante seguir as instruções de cuidado do fabricante. A seguir, veja alguns conselhos:

- Ao retirar a peruca, coloque-a em um suporte para perucas ou em uma cabeça de manequim para que ela não perca a forma. Evite usar manequins de polietileno, pois eles não permitem ventilação.
- Se o cabelo for liso, estique-o; se for cacheado, levante os cachos usando um pente com dentes largos e separados.
- Cubra a peruca com uma rede para cabelo, pois assim ela manterá o estilo sem ficar amassada.
- Evite deixar a peruca perto de fontes de calor e em locais úmidos ou empoados.
- A frequência de lavagem da peruca depende da periodicidade de uso. Recomenda-se lavá-la depois de seis ou oito usos em regiões de clima quente e de doze a quinze em regiões frias. Se você mora em uma região de clima úmido ou com muita poluição, ou então usa muito *spray* para cabelo ou é muito ativa, a frequência de lavagem deve ser semanal, para retirar a sujeira e o excesso de suor.

- Antes de iniciar a lavagem, estique a peruca, se ela for de cabelo liso; se for de cabelo cacheado, enrole-o suave e uniformemente com a ajuda de um pente de dentes separados.

MODO DE LAVAR

» PARA PERUCAS FEITAS COM CABELO NATURAL

Em um recipiente com água gelada, coloque um pouco de xampu para perucas ou para bebês. Mergulhe a peruca suavemente, deixando-a de molho por alguns minutos. Transfira-a a outro recipiente com água limpa e gelada, procurando eliminar o resto do xampu. Se necessário, adicione mais água para que a peruca fique completamente limpa. Evite esfregá-la com as mãos, pois os fios podem se embaraçar.

» PARA PERUCAS FEITAS COM CABELO SINTÉTICO

Você pode seguir as mesmas instruções descritas acima ou fazer de outra forma. Adicione um pouco de sabão líquido para roupas delicadas em um recipiente com água gelada. Deixe a peruca de molho por alguns minutos. Depois, retire-a e transfira-a a outro recipiente com um pouco de amaciante para roupas (recorde que os fios são sintéticos, como os de diversas vestimentas). Você pode enxaguar a peruca em outro recipiente com água limpa, lembrando-se de não esfregá-la para evitar um emaranhado.

MODO DE SECAR

A seguir, algumas recomendações gerais:

- Retire o excesso de água apertando-a suavemente, sem espremê-la ou torcê-la.
- No caso de uma peruca com cachos ou cabelo encaracolado, aperte cada cacho enquanto a peruca estiver molhada.
- Tanto no caso de perucas com fios cacheados quanto com lisos, aperte-as suavemente com a toalha para tirar o excesso de água.

- Deixe a peruca secar ao ar livre sobre uma toalha limpa e seca ou sobre um manequim que permita a circulação de ar.
- Não a deixe exposta diretamente ao sol.
- Evite expor a peruca a impactos térmicos (como ocorre, por exemplo, ao abrir rapidamente a porta do forno), principalmente se for de fios sintéticos.

Se a peruca for de cabelo sintético:

- Nunca use secador de cabelo ou aparelho que emita calor, a menos que este seja indicado pelo fabricante.
- Não penteie ou escove a peruca enquanto ela estiver molhada, a menos que você queira fazer algum estilo especial.
- Se for uma peruca de cabelo cacheado e os cachos estiverem se desmanchando, coloque um pouco de água morna nas pontas e enrole-as em um bobe. Depois, deixe a peruca secar naturalmente.

Se a peruca for de cabelo natural:

- Se precisar desembaraçar os fios, use uma escova ou um pente com dentes largos.
- Você pode deixar a peruca secar naturalmente ou fazer um penteado usando algum aparelho térmico (secadores, pranchas, etc.). Para evitar que a peruca se estrague com o calor, utilize algum produto protetor, como cera ou silicone.
- Embora você possa manejar a peruca natural como se fosse o seu próprio cabelo, não é recomendável tingi-la. Pode-se apenas escurecê-la, e isso deve ser feito por um profissional.
- Se a sua peruca tem o cabelo dividido ao meio ou de lado, procure penteá-lo de um lado ao outro, evitando que os fios caiam na área divisória.

LENÇOS E TURBANTES

Usar lenços e turbantes pode ser uma alternativa confortável e muito útil. Algumas pessoas se sentem mais confortáveis, especialmente se o couro cabeludo estiver irritado, e preferem utilizar esses acessórios à peruca, ou como alternativa para cobrir a cabeça durante a noite e assim evitar passar frio.

Você pode adquirir turbantes já prontos ou fazê-los com um lenço comum de tamanho grande (96 centímetros) ou com uma echarpe, mais estreita e longa, colocados ao redor da cabeça. O turbante pode ser adornado, inclusive com algumas mechas de cabelo ou com parte da franja.

Se optar pelo uso de lenços e turbantes, certifique-se de que são feitos de algodão, uma fibra natural, leve, absorvente e que não escorrega. Se tiver lenços de outro material, procure usá-los com uma peça de algodão por baixo, para evitar que deslizem. Prefira lenços feitos com tecidos finos; panos grossos são mais difíceis de prender, além de criarem um volume excessivo na cabeça.

O ideal é utilizar um lenço com tamanho suficiente para cobrir completamente a cabeça e que possa ser amarrado. Um lenço quadrado de 80 cm x 80 cm ou de 90 cm x 90 cm pode ser conveniente, assim como lenços retangulares de 160 cm x 50 cm.

As cores e as estampas dos lenços dependem das roupas que você usar. Use um lenço estampado e roupas com cores neutras, que não chamem muito a atenção, criando assim uma harmonia entre os tons. Se a roupa for estampada, procure usar um lenço de cor neutra. Se o lenço for liso, pode colocar uma faixa retangular de cores para lhe dar destaque.

No capítulo "A escolha das cores", trataremos mais desse assunto (p. 107).

COMO UTILIZAR OS LENÇOS

» LENÇO QUADRADO

O lenço quadrado costuma dar uma aparência elegante, mesmo com um nó simples, principalmente se for feito de um material com bom caimento, como viscose ou seda. Porém, sempre que utilizar esse tipo de material, procure colocar um pano de algodão ou de microfibra por baixo, para que o lenço não escorregue.

1. Dobre o lenço ao meio, deixando-o em formato triangular.
2. Coloque-o sobre a cabeça com a dobra virada para a frente.
3. Segure as extremidades laterais e passe-as para trás, sobre a ponta que sobrou na parte posterior.
4. Faça um nó; aperte-o até sentir que o lenço está suficientemente ajustado, porém sem causar desconforto.

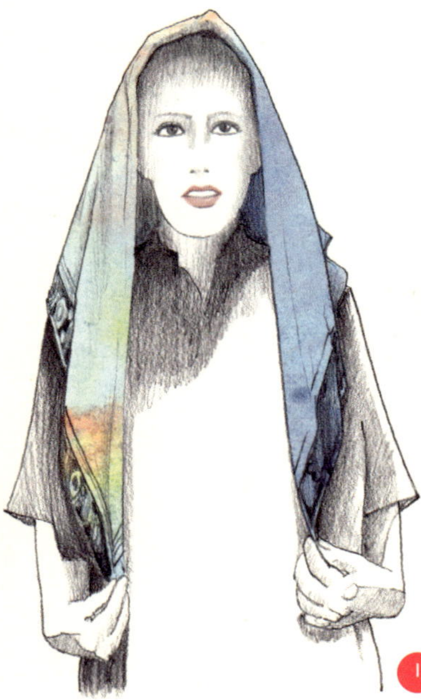
1

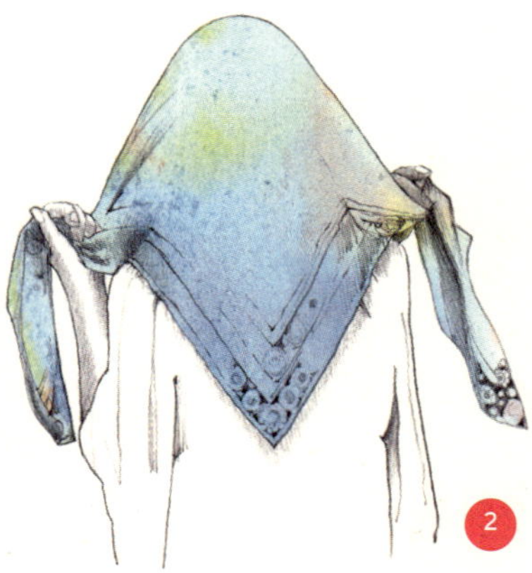
2

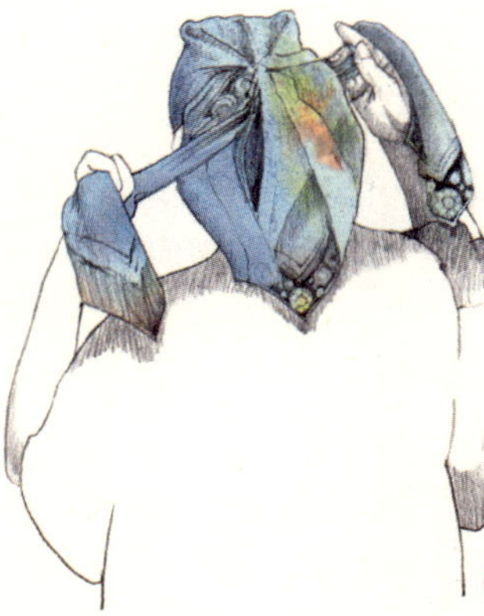

3

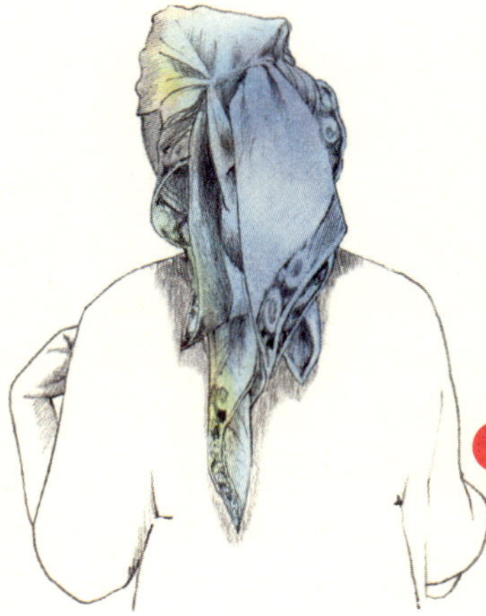

4

Variações

A

1. Levante a ponta que sobrou na parte de trás e passe as extremidades laterais por baixo dela.
2. Uma vez colocado o lenço, abaixe a cabeça para a frente de modo a permitir que a ponta que sobrou na parte posterior também caia para a frente.
3. Faça um nó na região da nuca até sentir o lenço bem ajustado e seguro.
4. Levante a cabeça e arrume o lenço para trás.

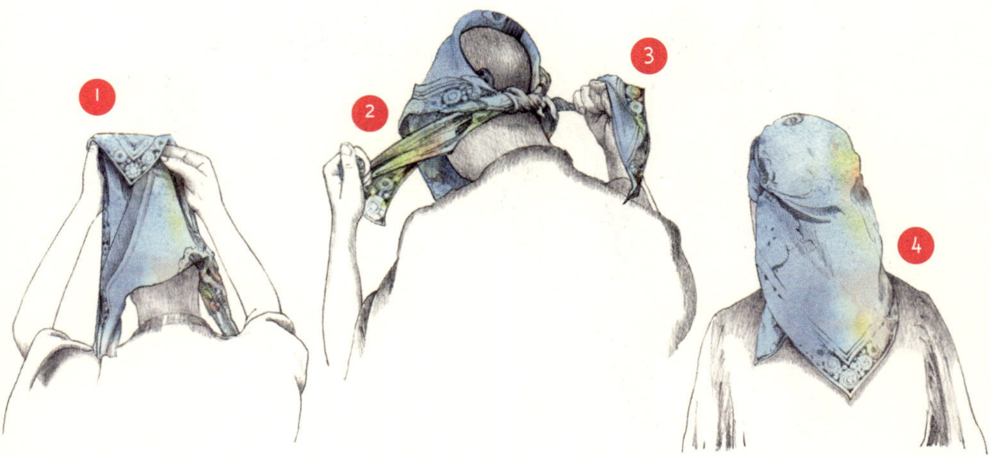

B

Se o lenço for bem comprido, você pode fazer o nó com um laço solto.

C

Você pode fazer o mesmo nó e deixar a sobra do pano para um lado.

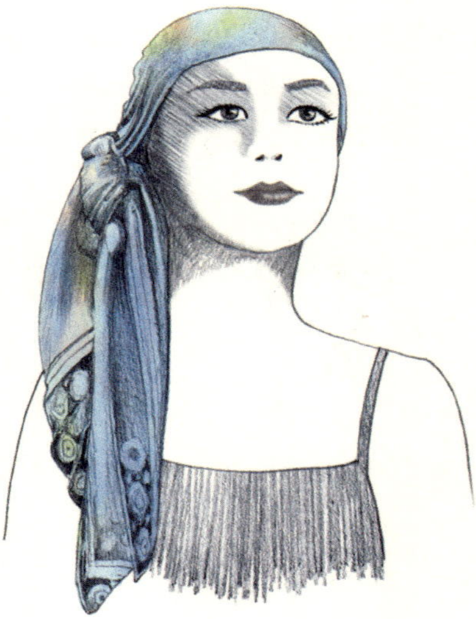

» LENÇO RETANGULAR

Por causa de seu formato, o lenço retangular é mais versátil; se ele for bastante comprido, você poderá criar muitos outros estilos.

1. Coloque o lenço na posição horizontal, certificando-se de que a parte da nuca esteja coberta.
2. Faça um nó na parte de trás do lenço com as duas extremidades.

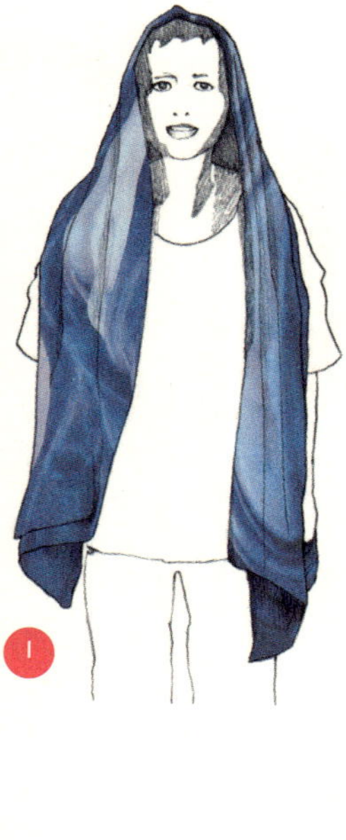

1

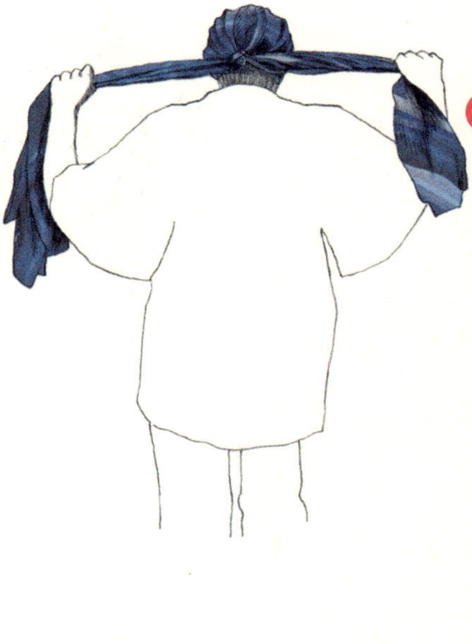

2

3. Torça e enrole uma das extremidades e passe-a por cima da cabeça, um pouco acima da testa.
4. Amarre-a à outra extremidade. O nó pode ser feito atrás ou de lado.

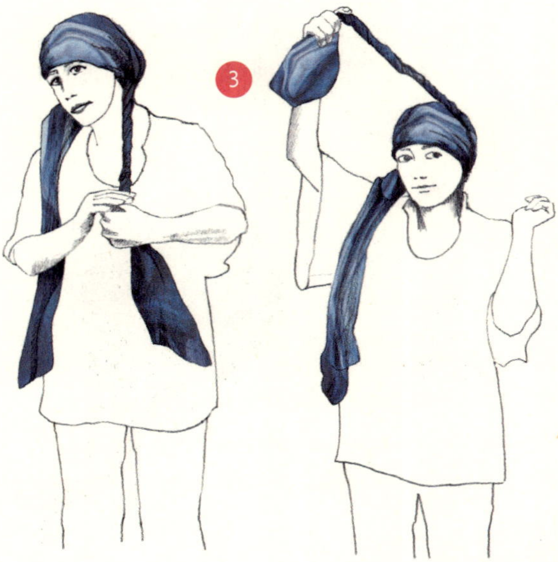

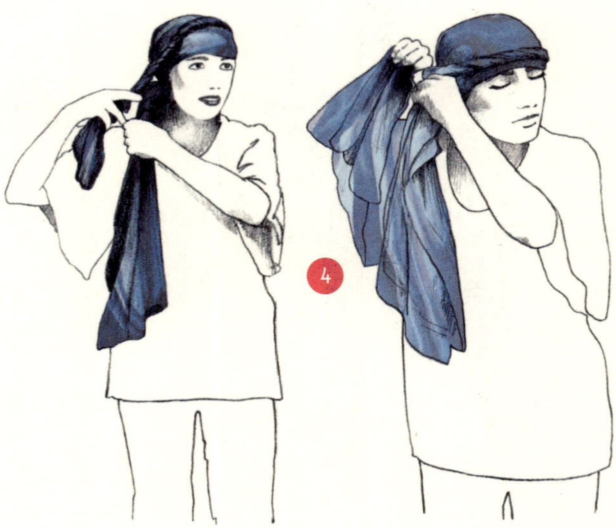

Variações

A

1. Se o lenço for muito comprido, você pode enrolar as duas extremidades por cima da cabeça.
2. Faça um nó com as duas extremidades do lenço na parte de trás da cabeça. Se elas não forem compridas o bastante, prenda-as com um elástico ou com grampos.

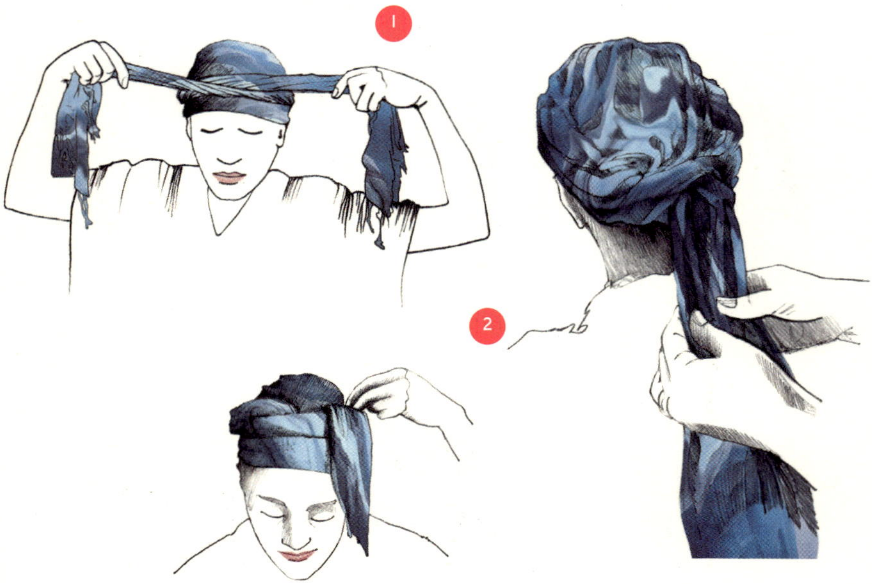

B

1. Coloque o lenço com as duas extremidades para trás (de modo que os dois lados tenham o mesmo tamanho).
2. Faça um nó para prendê-las.
3. Una as duas extremidades entrelaçando-as.
4. Amarre-as no fim. Você pode deixar o "rabo" do lenço para trás ou de lado.

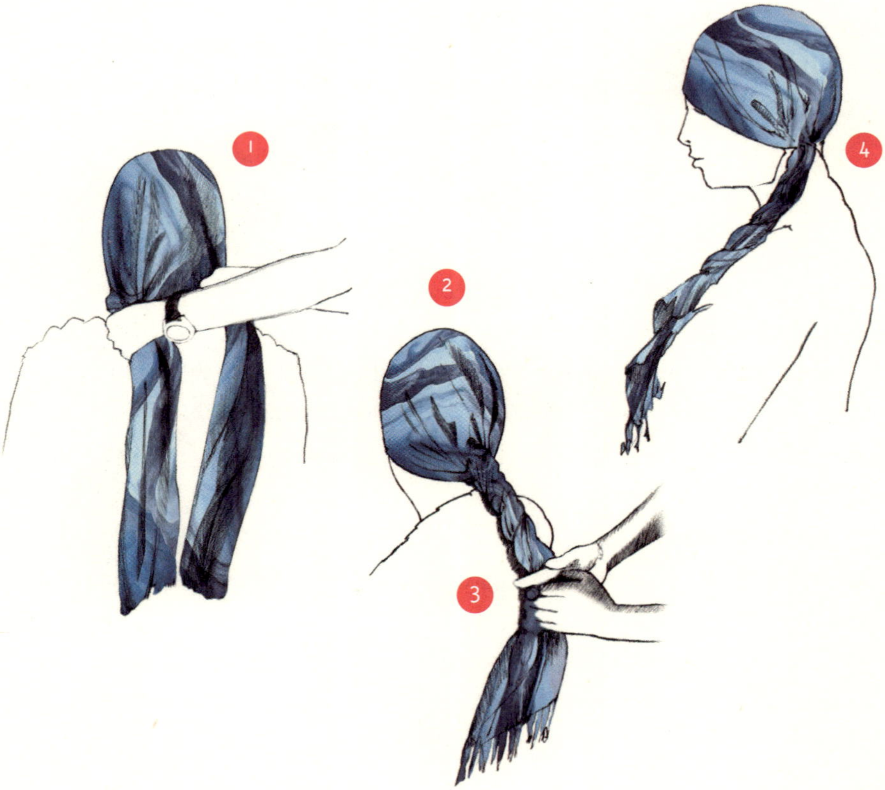

Também existem acessórios em forma tubular, feitos com microfibra, muito confortáveis, especialmente para dormir. São os mesmos que podem ser utilizados por baixo do lenço para evitar que este escorregue; para esse fim, aconselhamos o uso de cores neutras.

Algumas mulheres optam por não usar nada para cobrir a cabeça. Se for o seu caso, não deixe de usar bloqueador solar com fator máximo de proteção, principalmente em ambientes abertos, para não sofrer nenhum dano no couro cabeludo.

A minha amiga Rosario possuía duas perucas muito bonitas, que se pareciam com o seu cabelo natural; entretanto, durante o tratamento, percebeu que podia se virar muito bem sem elas:

> "Nunca senti necessidade de usar peruca; na verdade, fiquei muito confortável usando bandanas. Às vezes, a minha filha de 8 anos se irritava com a maneira como as pessoas me olhavam na rua, mas eu mesma não ligava, pois sabia que não tinha nada a esconder."

Já outras pacientes sequer cogitam a ideia de se verem sem cabelo, como foi o caso de Elena. Ela chegou até nós extremamente desconcertada. Seus olhos se inundaram de lágrimas quando ouviu as explicações sobre as mudanças que sofreria e as soluções. Com muita sinceridade, Elena compartilhou o que sentiu no momento em que recebeu a notícia: "Quando recebi o diagnóstico de câncer, não pensei na doença em si, mas fiquei aterrorizada com o fato de que perderia o cabelo".

Durante o tratamento, Elena resolveu não se olhar no espelho com a cabeça descoberta e tampouco permitiu que os familiares a vissem sem cabelo.

Nunca esqueça que uma das coisas mais importantes durante todo esse processo é encontrar maneiras de se sentir bem e manter uma atitude positiva.

A tarefa mais importante: cuidar de você

Como foi comentado no capítulo anterior, a quimioterapia inibe a produção das células. A pele tem uma velocidade de divisão celular um pouco menor do que o cabelo e pode sofrer alterações como afinamento, surgimento de linhas de expressão e maior dificuldade de hidratação.

Se você habitualmente tem uma pele oleosa, a oleosidade irá diminuir com a quimioterapia, pois, com o bloqueio da reprodução celular, as células adiposas também são afetadas.

Durante esse período, dê atenção especial aos cuidados com a pele, já que ela necessita muito da sua ajuda para se manter em boas condições.

Além do doutor Enrique García, consultamos os especialistas em cuidados da pele da empresa Clinique, que colaboraram na elaboração deste capítulo.

CUIDADOS COM A PELE

A pele do rosto e a do corpo são distintas, apresentando espessuras diferentes. No corpo encontramos uma concentração menor de glândulas sebáceas, e os vasos sanguíneos são menos visíveis e mais afastados da superfície.

Por causa da distinção, elas requerem cuidados específicos, principalmente se alguma região do corpo houver sido exposta à radioterapia.

Ao escolher produtos para cuidar da pele, prefira aqueles recomendados para peles sensíveis ou secas, ainda que esteja acostumada a utilizar cosméticos para pele oleosa.

Prefira produtos hipoalergênicos, isto é, com baixo conteúdo de alérgenos. São cosméticos em cuja fabricação se evitam matérias-primas conhecidas por provocarem alergias. Sempre que possível, selecione produtos que contenham no rótulo os seguintes dizeres: "Produto dermatologicamente testado". Isso significa que, além de terem uma fórmula hipoalergênica, esses produtos passaram por um protocolo de teste em laboratório a fim de comprovar que não causam alergias na pele.

Recomenda-se usar produtos completamente livres de fragrâncias, pois estas são a principal causa das reações alérgicas e irritações.

Tome banho com água morna, já que a água quente pode ressecar mais ou prejudicar a pele, especialmente em áreas sensíveis. Use sabão neutro.

Para limpar o rosto, utilize uma solução dermolimpadora específica, em gel ou espuma, que não contenha sabão. Por exemplo: o azeite de oliva ajuda a remover as impurezas da pele e proporciona uma sensação de conforto. Você pode obter um produto para limpeza facial com compostos hidratantes, como hialuronato de sódio e trealose, que limpam e hidratam a pele. Ao final, enxágue o rosto suavemente.

Evite usar sabonetes comuns, já que podem ressecar a pele e deixar resíduos. Procure fórmulas dermatológicas especiais para o rosto.

Ao se secar, procure enrolar o corpo em uma toalha e retire o excesso de água com leves palmadinhas, sem esfregar a superfície da pele.

Depois de se secar, aplique um creme hidratante no corpo. Prefira produtos que ajudem a reparar a barreira umectante e que contenham lipídios, como manteiga de *karité* e glicerina. Você também pode encontrar produtos preparados com anti-irritantes, como cosméticos com sacarose.

Para limpar o rosto, use algodão embebido em loção tônica sem álcool, passando-o suavemente sobre a pele.

Devido à sensibilidade, a pele pode manchar quando exposta ao sol; portanto, sempre use protetores solares aprovados em testes de alergia e completamente livres de fragrâncias, pois a combinação entre perfume e sol pode desencadear uma irritação. Adquira um protetor solar indicado para peles sensíveis e de preferência que tenha passado pelos testes de fotossensibilidade (fotoalergia e fototoxicidade).*

Proteja-se com um produto com fator de proteção solar (FPS) 15 ou maior, ou com um creme umectante que contenha protetor solar e seja aprovado pelo seu médico. Espere alguns minutos antes de passar outros produtos após o protetor; permita que ele seja absorvido pela pele. Não é recomendável misturar o creme com o protetor solar, pois os ingredientes ativos desses cosméticos podem se alterar com a combinação direta.

Além de usar protetor solar, mantenha-se longe dos raios de sol, procurando ficar à sombra sempre que possível. Use chapéu ou gorro, além de óculos escuros com filtro UV.

Quando estiver em local aberto, evite se expor ao sol entre 11 e 15 horas, período no qual a incidência dos raios solares é mais direta. Uma boa dica é observar a sua própria sombra: quanto menor for o tamanho dela, mais prejudiciais são esses raios; quanto mais ela se alongar, menos nocivo é o sol.

Para diminuir o ressecamento e a escamação da pele, aplique um creme hidratante na testa, no queixo e no nariz e espalhe-o suavemente. Você pode utilizar umectantes básicos, como aqueles que contêm óleos minerais,

---

* A fotossensibilidade também pode ser causada pela ação de medicamentos, sabões, perfumes e algumas substâncias vegetais. As suas reações devidas a fármacos podem ser de dois tipos: fototóxicas (fototoxicidade) ou fotoalérgicas (fotoalergia). As primeiras são mais comuns, pois afetam todos os indivíduos que usam certos medicamentos; já a fotoalergia ocorre apenas em pessoas com predisposição para tal. (N. T.)

óleo de gergelim e lanolina, que devolvem a umidade da pele e repõem os emolientes naturais que deixam a pele macia. Se sua pele for mais oleosa, prefira hidratantes sem base de óleo, para manter a umidade; ainda que o ressecamento não seja visível, é muito provável que a pele fique mais sensível e desidratada durante o tratamento.

Outra boa sugestão para o dia a dia é usar um creme umectante com lipídios, que deixam a pele mais resistente ao meio ambiente. Como o objetivo é reparar a barreira umectante, procure lipídios como ácido linoleico, manteiga de *karité* e ceramidas.

Se a pele ficar extremamente ressecada, use óleo mineral (também chamado de petrolato) e dimeticona, que ajudam a criar uma barreira e permanecem na superfície da epiderme, formando um tipo de proteção contra agressores externos e evitando a perda da umidade.

Se sentir coceira ou se a sua pele estiver irritada, aplique cremes elaborados com substâncias anti-irritantes, como aveia coloidal, cafeína ou sacarose, que ajudam a diminuir os sinais de irritação.

Aplique um creme ou gel especial para a região dos olhos. Recomendamos que sejam usados produtos testados e aprovados por oftalmologistas, pois a região dos olhos é muito delicada. A camada de epiderme dessa área é mais fina do que a do restante do rosto e, por isso, pode sofrer irritação ou danificar-se com maior facilidade. Essa região também tende a ser mais seca, já que possui poucas glândulas sebáceas e sudoríparas. Nela, os vasos sanguíneos são mais visíveis, daí a ocorrência comum de olheiras.

Você deve ter um cuidado ainda maior com os lábios, os quais tendem a ressecar-se com frequência. Por essa razão, é indispensável usar um creme labial, sempre que considerar necessário, e não umedecer os lábios com a saliva, o que os resseca ainda mais. Também é possível utilizar um batom que contenha alguma substância (manteiga de *karité*, óleo de jojoba, vitamina E ou manteiga de manga) que os lábios secos e delicados necessitam para ficarem suaves e lisinhos.

COMO REMOVER A MAQUIAGEM

É muito importante remover a maquiagem com um produto específico, como demaquilante, ou um creme. Não lave o rosto simplesmente, pois enxaguá-lo com água sem remover a maquiagem é como entrar no banho sem tirar a roupa.

Aplique o demaquilante suavemente sobre a pele (sem deixar que ela o absorva) e retire o excedente com um algodão umedecido com água até remover totalmente a maquiagem. Para a região dos olhos, não se esqueça de utilizar um cosmético próprio.

Uma vez que o rosto esteja limpo, umedeça um algodão com tônico sem álcool, e de preferência sem perfume, e passe-o suavemente. A função desse produto é equilibrar a oleosidade natural da pele e eliminar os resíduos do demaquilante. Depois, espalhe creme umectante para devolver a umidade à pele e repor os emolientes naturais, o que ajuda a balanceá-la e lhe confere uma sensação mais confortável.

ATENÇÃO

Durante o tratamento oncológico não se recomendam tratamentos adicionais, como géis, esfoliantes e produtos perfumados.

As suas partes íntimas também podem ser afetadas e sofrer desconfortos durante essa etapa. Consulte o seu médico para saber quais produtos você pode usar na região.

CUIDADOS COM O COURO CABELUDO

Após raspar completamente o cabelo, você pode usar óleo de rosa-mosqueta sempre que estiver com a pele ressecada ou se sentindo desconfortável. Tome cuidado, pois seu uso em excesso deixa o couro cabeludo oleoso. Para lavar o couro cabeludo, utilize a mesma solução já usada para a limpeza facial.

CUIDADOS COM AS UNHAS

Segundo o doutor Enrique García:

> As unhas passam por um processo similar ao do cabelo, porém não são afetadas da mesma maneira porque o seu crescimento é muito lento. Em média, uma unha da mão demora seis meses para ser renovada por inteiro, e uma unha do pé, um ano.
>
> Quando olhamos para as nossas unhas, estamos vendo o passado. As mudanças de cor e de formato sofridas por elas dizem respeito, na verdade, ao período em que a pessoa esteve em tratamento quimioterápico.
>
> Uma vez terminado o tratamento, elas crescem gradualmente e mais saudáveis. Assim, é possível depreender a partir delas quanto tempo durou o tratamento de quimioterapia. As alterações nas unham podem deixá-las com um tom um pouco amarelado, seca e quebradiça.

Reunimos aqui algumas sugestões de cuidado com as unhas durante o tratamento:

- Sempre que retirar o esmalte, aplique óleo de amêndoa à noite.
- Use removedor de esmalte *sem* acetona.
- Aplique uma base protetora para unhas fracas, ressecadas ou quebradiças. Procure um esmalte que não contenha formaldeído nem tolueno, substâncias comumente usadas nesses produtos e que aumentam o ressecamento e o amarelecimento. O esmalte deve ser retirado a cada oito dias. Se não aparecerem marcas visíveis nas suas unhas, use um esmalte de cor suave para camuflar os vincos e adicione uma camada de base transparente para protegê-las.
- Unhas curtas são mais difíceis de quebrar, especialmente se houver possibilidade de infecção. De preferência, lixe-as em vez de cortá-las.
- Evite lixar linhas, manchas ou partes escuras, pois isso pode prejudicar a raiz da unha e causar infecção. Para camuflar qualquer nódoa, use um esmalte bem escuro, por exemplo, cor de vinho.

- Não corte nem retire a cutícula. Você pode empurrá-la com um instrumento apropriado.
- Evite usar loções esfoliantes e cremes para mãos que contenham ácidos como o glicólico, láctico ou salicílico, pois eles podem deixar as unhas mais quebradiças.
- Se preferir ir a uma manicure profissional, leve os seus próprios instrumentos. Senão, certifique-se de que os da manicure estão perfeitamente esterilizados e que ela obedece às recomendações anteriores.
- Evite usar unhas postiças, pois a cola e os produtos químicos usados para grudá-las podem prejudicar de modo significativo as suas próprias unhas.
- Sempre que mexer com água, use luvas de plástico ou de látex.

Os cuidados durante a radioterapia

Durante a radioterapia, alguns fatos podem fazer que a pele sofra diferentes reações. Entre eles estão:

- Passar pela quimioterapia e pela radioterapia ao mesmo tempo.
- Estar com sobrepeso.
- Ter diabetes.
- Ter danos na pele causados pelo sol.
- Fumar.

As reações causadas pela radioterapia diminuem se você toma banho com sabonete neutro suave e usa creme umectante. Consulte a equipe de radioterapia sobre tais produtos.

Algumas mulheres com câncer de mama metastático que passam por radioterapia de cabeça devem usar produtos para o couro cabeludo sensível.

Outras sugestões incluem:

- Evitar exposição aos raios solares. Quando se expuser ao sol, use roupas que cubram e protejam a área tratada.

- Evitar produtos que causem irritação. Proteja a área tratada de abrasões; não utilize objetos para se coçar; evite usar produtos químicos como perfumes, desodorantes, tintas para cabelo; e não submeta o couro cabeludo a temperaturas extremas durante a radioterapia.
- Manter as dobras da pele secas.
- Consultar o radioterapeuta para saber da possibilidade de praticar exercícios. Se puder, pratique natação no mar ou em piscinas com cloro.

Quando os sintomas desaparecerem, você poderá voltar à rotina normal de cuidados com a pele. De qualquer maneira, é muito importante mantê-la sempre protegida dos raios solares.

EFEITOS DA RADIOTERAPIA SOBRE A PELE

A radioterapia pode provocar vermelhidão ou escurecimento na área da pele que está sendo tratada. Algumas pessoas não apresentam nenhum problema, já outras ficam com a pele muito dolorida.

A reação depende do tipo de pele da paciente e da região a ser tratada. Algumas reações que podem surgir são: vermelhidão (ou escurecimento, no caso de pessoas com mais melanina) e ardência semelhante à provocada por queimadura de sol. Essas reações não aparecem de imediato; elas se desenvolvem gradualmente, depois de várias sessões. O seu radiologista precisa estar atento a elas, mas você deve informá-lo se sentir algum desconforto. Se a pele estiver muito machucada, pode descascar, mas isso costuma sarar rapidamente; ela também pode ficar avermelhada ou escurecer na parte posterior da área tratada. Por exemplo, se a irradiação é feita na parte frontal do corpo, o desconforto pode surgir na região das costas.

As reações cutâneas geralmente cessam de duas a quatro semanas após o término do tratamento.

CUIDADOS COM A PELE

O mais importante é seguir as instruções da equipe que está acompanhando o seu caso, pois as recomendações sobre cuidados com a pele variam, dependendo também do critério dos especialistas. Entretanto, há alguns conselhos gerais:

- Se a equipe médica permitir que você lave a área tratada, use sabonete neutro e sem perfume. Enxágue a região com água morna ou fria. Procure não tomar banhos demorados.
- Seque a área tratada sem esfregá-la, apalpando-a delicadamente com a toalha.
- Você pode secar a área tratada com um secador de cabelos, com o jato de ar frio.
- Não use cremes ou curativos na área tratada com radioterapia, a menos que os médicos os prescrevam.
- Não use talco, porque ele contém pequenas partículas de metal que podem agravar os transtornos da pós-radioterapia.
- Não faça compressas quentes ou geladas na área em tratamento.
- Procure usar fórmulas cremosas, cremes hidratantes e protetores solares, mesmo que esteja protegida pela roupa. Não use nenhum produto esfoliante durante o processo de tratamento.

Algumas vezes, durante a radioterapia, são feitas marcas que podem ser permanentes para delimitar os locais a serem tratados. São sinais pequenos, pouco visíveis. Se no seu caso as marcas são permanentes, é importantíssimo não removê-las. Se elas perderem a nitidez, não tente redesenhá-las por conta própria; informe a equipe de radioterapia.

ROUPAS

Provavelmente a sua pele ficará sensível durante e após a radioterapia. Você se sentirá melhor se:

- Usar roupas soltas.
- Usar roupas feitas com fibras naturais, como o algodão.
- Evitar usar golas apertadas ou gravata, especialmente se a radioterapia for feita na região do pescoço.
- Evitar sutiãs com alças. Como alternativa, você pode usar roupa de ginástica ou simplesmente não usar nada. Muitas mulheres que têm câncer de mama preferem dispensar o sutiã para ficarem mais confortáveis.

CUIDADOS EM AMBIENTES ABERTOS

Quando estiver em ambientes abertos, siga as seguintes recomendações:

- Evite fortes exposições ao sol ou a ventos gelados, pois a zona irradiada fica sensível.
- As mulheres tratadas com radioterapia na região entre a cabeça e o pescoço podem usar um lenço de seda ou de algodão.
- Se for ficar exposta ao sol, use bloqueador solar com fator máximo de proteção.
- Use chapéus e camisetas de mangas compridas.

EFEITOS SECUNDÁRIOS

Após o término da radioterapia, você poderá observar um escurecimento permanente na área tratada. Esse é um efeito secundário prolongado, mas não há com o que se preocupar. Se isso a incomodar, disfarce a mancha com maquiagem.

A maquiagem

A maquiagem tem papel muito importante nessa etapa. Os tratamentos oncológicos podem provocar alterações no seu rosto (mudança no tom da pele, surgimento de olheiras, escasseamento dos cílios e das sobrancelhas), afetando a sua imagem.

O uso de uma maquiagem adequada pode mudar a sua aparência de maneira considerável, e foi por isso que para a elaboração deste capítulo solicitamos a ajuda de especialistas em maquiagem da Estée Lauder.

Quando Rosario estava na reta final do tratamento, fazia sessões de quimioterapia todas as semanas. Mesmo sabendo das técnicas, ela havia desistido de se maquiar meses antes do tratamento, pois não estava acostumada a fazê-lo:

“Eu não tinha o costume de me maquiar. Mas, a cada sessão de quimioterapia, a minha aparência piorava, ainda que eu estivesse me sentindo bem. Nos dias posteriores, o meu semblante melhorava; já quando as sessões passaram a ser uma vez por semana, não havia tempo suficiente para me recompor. Então, decidi que, se quisesse parecer bem para não sofrer diante do espelho e não fazer os meus familiares sofrerem quando me vissem, eu teria de me esforçar um pouco mais. O fato de ter aprendido a me maquiar de maneira fácil e natural fez uma grande diferença para mim. ”

Os tratamentos de câncer podem deixar o paciente mais vulnerável a infecções, e, por isso, a higiene deve ser considerada prioridade.

RECOMENDAÇÕES GERAIS

- Sempre lave as mãos antes de utilizar algum item de maquiagem e feche bem os frascos dos produtos. Procure utilizar bolinhas de algodão, esponjas ou aplicadores descartáveis. Mantenha limpos todos os instrumentos utilizados para aplicar a maquiagem.
- Não compartilhe seus produtos com outras pessoas durante esse período e não use produtos velhos, pois os cosméticos, como os alimentos, têm data de vencimento.
- Se optar por uma maquiagem permanente, faça-a antes de iniciar o tratamento, já que depois o seu sistema imunológico ficará debilitado e haverá um risco maior de infecção.
- Você pode encontrar maquiagens adequadas às necessidades da sua pele. Se fizer uso de pó facial, é recomendável que o produto seja suave e sem fragrância.

MAQUIAGEM PASSO A PASSO

Se você não tem experiência em se maquiar, é melhor começar devagar. Inicie com cores suaves e então vá aumentando a intensidade; dessa forma, poderá ter controle maior sobre a saturação da cor da sua maquiagem (sombra, *blush* e batom).

Divida o seu rosto em duas partes: lado direito e lado esquerdo. Tente fazer que a maquiagem fique tão simétrica quanto possível; isso quer dizer que todos os produtos aplicados do lado esquerdo devem ser aplicados do lado direito com a mesma intensidade. Esse é o segredo de uma boa maquiagem.

O CORRETIVO

Para obter uma boa maquiagem, é fundamental escolher o tom adequado do corretivo. Procure uma tonalidade um pouco mais clara do que a sua pele.

No mercado, você também encontra corretivos em tons verdes e amarelos. O verde serve para reduzir as manchas vermelhas, e o amarelo para as manchas azuladas.

Os pincéis corretivos, geralmente encontrados em tons mais brilhantes, são muito úteis para as regiões de sombra ou mais escuras.

Os produtos mais recomendáveis são em barra ou em creme, e é fundamental que sejam suaves, pois do contrário podem marcar as linhas de expressão. Se a sua pele ressecar demasiadamente durante o processo de quimioterapia, use um corretivo com textura leve e hidratante.

Para esconder marcas de nascença ou cicatrizes, utilize corretivos mais espessos ou opacos, sem nunca se esquecer de consultar o seu médico antes de usar qualquer produto nas áreas de cicatrização.

Ao usar um da cor amarela ou verde, aplique-o com um pincel ou com a ponta do dedo e somente sobre a região que se encontra azulada ou vermelha. Depois, aplique o corretivo bege (ou mais claro do que a sua pele); é preciso fazê-lo com leves toques sobre o colorido, para evitar que borre. Aplique-o sobre o restante da área com uma esponja seca e triangular, ou com a ponta dos dedos, até cobrir a região de modo uniforme.

Se não tiver um corretivo colorido, você pode usar um produto mais escuro do que a sua pele para disfarçar as olheiras. Faça a maquiagem depois, lembrando-se de aplicar o corretivo com leves toques. Por último, aplique um mais claro sobre a maquiagem; faça-o de modo que ele desapareça suavemente, sem borrar.

Ao aplicá-lo nas olheiras, recomenda-se que o aplique também nos pômulos e nas têmporas, para evitar o efeito "olhos de guaxinim".

O EFEITO BRONZEADO

Se mesmo com os corretivos você não alcançar a imagem que deseja, experimente usar um pó facial especial para produzir um efeito de bronzeado. Isso conferirá à sua aparência um aspecto muito mais natural e leve, com uma cor uniforme e saudável. Para isso, siga estas instruções:

1. Divida o rosto em duas partes: lado direito e lado esquerdo.
2. Aplique o pó facial bronzeador com um pincel, fazendo movimentos circulares; comece pela testa e siga a linha de nascimento do cabelo até a orelha, depois o nariz e a mandíbula.
3. Repita várias vezes esse movimento até conseguir a definição pretendida, seja para o dia ou para a noite.

Experimente diferentes texturas: fosco para as áreas maiores, como a testa e o queixo, e produtos mais luminosos para as maçãs do rosto.

A BASE E O PÓ FACIAL

A base é fundamental para uma boa maquiagem, pois, além de igualar a tonalidade da pele, proporciona um brilho suave e natural.

Nessa etapa, é recomendável usar uma base suave, seja líquida ou em creme. Existem produtos umectantes ou elaborados com água termal, que proporcionam um alívio adicional à pele seca; você também pode fazer uso de um creme umectante ou de um bloqueador solar com cor.

Para escolher o tom adequado, aplique uma pequena quantidade de base na região da mandíbula e espalhe-a pelo pescoço. O tom dela deve se fundir com o da sua pele para não parecer que está usando uma máscara.

Se a sua pele estiver pálida ou amarelada, o produto certo lhe devolverá uma cor natural e saudável.

Não escolha uma base muito forte; um tom natural lhe dará mais vida com a ajuda do *blush*, das sombras e do batom.

1. Aplique o produto na testa, nas maçãs do rosto, no queixo e no nariz, espalhando-o suavemente com uma esponja específica ou com os dedos devidamente limpos e desinfetados. Procure aplicá-lo com toques suaves nas áreas em que usou corretivo, para que se funda nele sem fazê-lo desaparecer. Desvaneça a cor até a mandíbula, a linha do cabelo e o pescoço. Se for o tom indicado, a maquiagem parecerá bem natural.
2. Após terminar de maquiar todo o rosto, retoque o corretivo, se necessário.
3. Finalmente, com uma bolinha de algodão ou um pincel, aplique um pouco de pó facial translúcido para selar a base e controlar o brilho durante o dia. O pó compacto serve para retocar; contudo, se a pele estiver muito ressecada ou escamada, é melhor evitá-lo.

O *BLUSH*

O *blush* dá cor ao rosto. Prefira o *blush* em pó, que é mais fácil de aplicar sobre a maquiagem e sobre o pó translúcido do que o *blush* líquido ou o cremoso. Se optar por um destes últimos, aplique-o sobre a maquiagem antes de passar o pó.

Uma forma simples de escolher a cor adequada do *blush* é aplicá-lo com um pincel sobre os olhos. Quando sentir que o resultado está em harmonia com a tonalidade da sua pele e que a cor dos seus olhos foi realçada, terá encontrado a cor adequada para o restante do rosto.

Se durante o tratamento a sua pele ficar amarelada ou esverdeada, evite *blushes* com tons alaranjados.

1. Utilize um pincel limpo. Aplique o *blush* no pincel, sacudindo-o para tirar o excesso. Um truque para aplicá-lo de maneira simples e obter um resultado natural é ficar em frente ao espelho e sorrir. Note que os seus pômulos se elevam. Aplique o produto sobre as maçãs do rosto, de preferência do centro para fora. Lembre-se de começar com uma quantidade pequena. Adicione cor sobre a pele pouco a pouco, até obter a intensidade desejada.
2. Retire todo o excesso com uma bolinha de algodão ou com um lenço descartável para que a maquiagem pareça natural.

Como não são descartáveis, os pincéis precisam ser lavados com frequência. Para isso, use xampu para bebê (não use sabão ou álcool, pois podem estragar o pincel) e deixe-os secando durante a noite a fim de prevenir a proliferação de bactérias.

AS SOBRANCELHAS

Durante o tratamento, os pelos das sobrancelhas podem escassear ou cair, mas existem técnicas de maquiagem para preenchê-las ou redesenhá-las.

Escolha um lápis para sobrancelha da cor atual do seu cabelo ou peruca ou de um tom ligeiramente mais escuro. Como a cor da sobrancelha pode variar, escolha o lápis que considerar mais apropriado. Também pode usar uma sombra específica para sobrancelhas, aplicando-a com um pincel diagonal.

Tente fazer um desenho igual à forma natural das suas sobrancelhas. Para facilitar, use como modelo uma fotografia sua tirada antes do tratamento. Para obter um traço natural, localize o osso da sobrancelha e, com a ponta do dedo, siga a linha dele. Outra opção são os modelos pré-desenhados; se optar por usar um, certifique-se de que ele é do tamanho certo para o seu rosto.

1. Segure o lápis reto ao lado da raiz do nariz e paralelamente ao ponto lacrimal. Desenhe um ponto no osso da sobrancelha para marcar o seu começo.
2. Olhe para a frente. Coloque o lápis paralelamente à borda externa da parte colorida do olho (íris) e desenhe outro ponto para marcar o lado superior do arco.
3. Por fim, coloque o lápis na diagonal, partindo do canto mais baixo do nariz até a borda externa do olho, e faça um ponto onde a sobrancelha termina.
4. Para redesenhar a sobrancelha, ligue os três pontos com o lápis. Faça um traço desde o início até o fim, tentando deixá-lo o mais natural possível. Preencha-o com linhas ascendentes pequenas, como plumas, para imitar os fios. Utilize uma pequena esponja ou um cotonete para sombrear e aplique um pó facial translúcido mais claro para fixar a cor e finalizar.

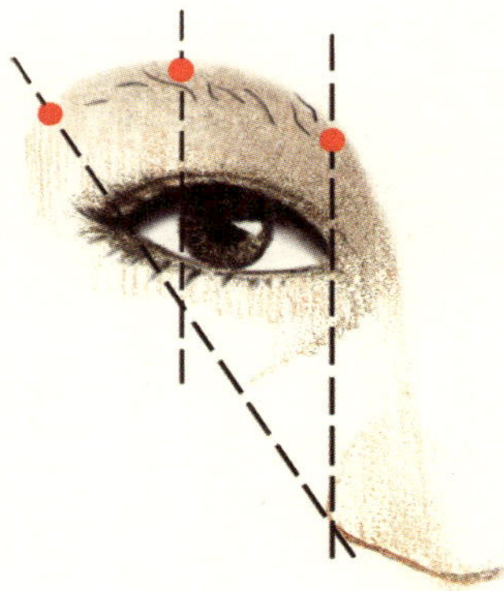

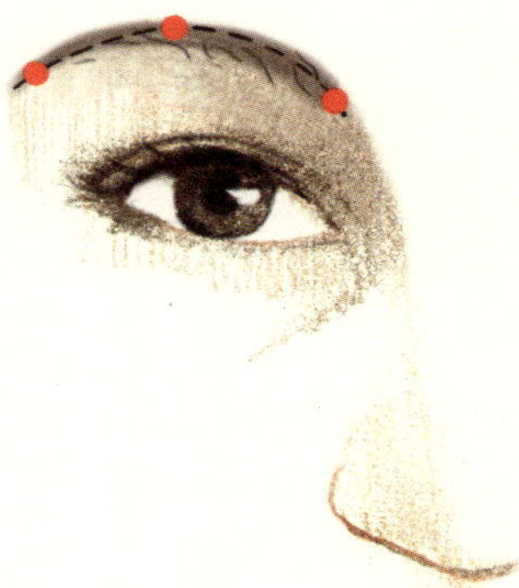

AS SOMBRAS

As sombras e o delineador proporcionam uma luminosidade maior para os olhos, além de definirem e realçarem o olhar.

1

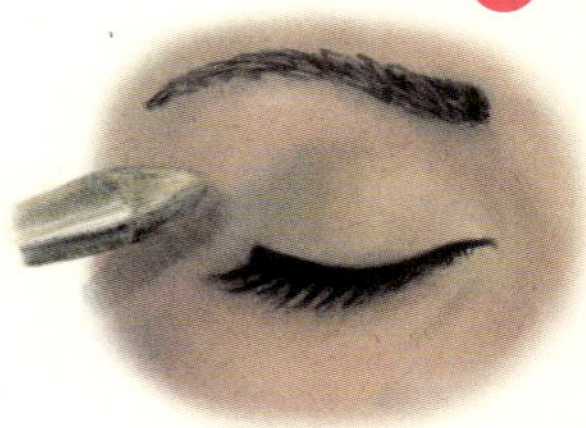

Existem no mercado diversos tons que podem ser de grande utilidade. Opte por um tom fosco ou por uma tonalidade neutra para obter um aspecto mais natural. Se a sua pele for morena, aplique tons mais perolados.

2

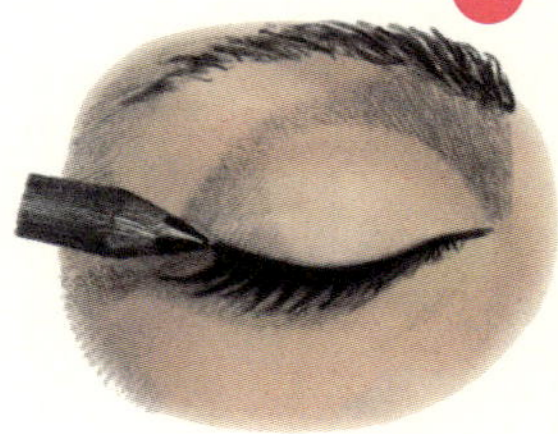

Procure tirar do pincel qualquer excesso de pó. Aplique a sombra mais clara como base em toda a pálpebra, até o início do osso da sobrancelha. Adicione um meio-tom desde a linha dos cílios até a dobra da pálpebra. Para uma maior definição, adicione um tom mais escuro ao longo da dobra do olho e espalhe a sombra, esfumando-a.

O efeito "olhos esfumados" pode favorecer mulheres com cílios escassos. Ele também realça os olhos e confere um olhar mais sofisticado. Esse efeito pode ser obtido com facilidade, bastando seguir estes passos:

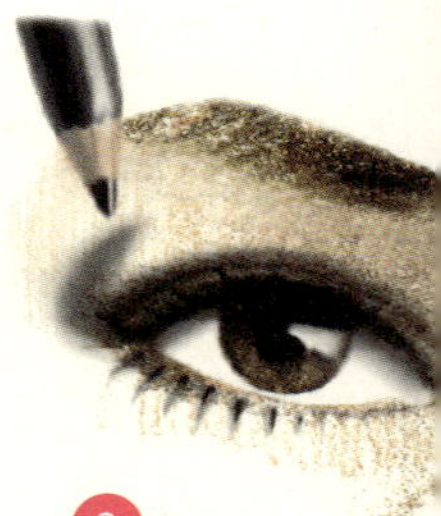

3

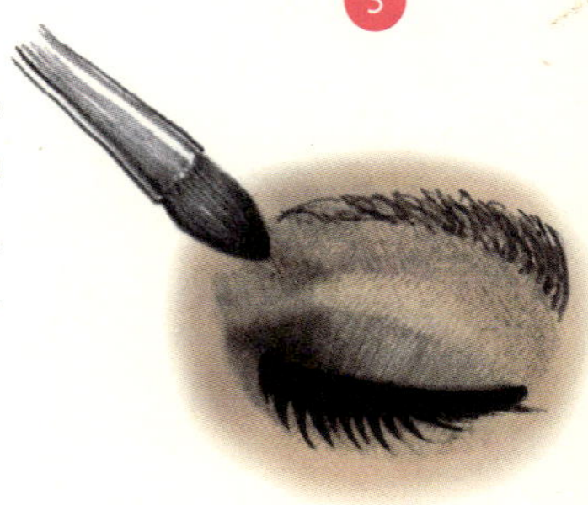

1. Aplique um pouco de corretivo em todo o contorno dos olhos, tanto na pálpebra superior quanto na inferior.
2. Com um lápis para olhos de longa duração, faça uma linha grossa ao longo de toda a pálpebra, partindo do começo dos cílios. Esfumace o contorno do lápis até a cavidade ocular (dobra da pálpebra).

3. Antes que o lápis seque, aplique uma sombra de tom médio a escuro com leves toques, partindo do nascimento dos cílios em direção à dobra do olho.
4. Ao se maquiar para o dia, evite usar tons metálicos ou acetinados sobre o osso da sobrancelha; utilize-os para fazer uma maquiagem para uma festa ou um evento noturno.
5. Use o delineador de olhos para alcançar um efeito de olhos grandes.

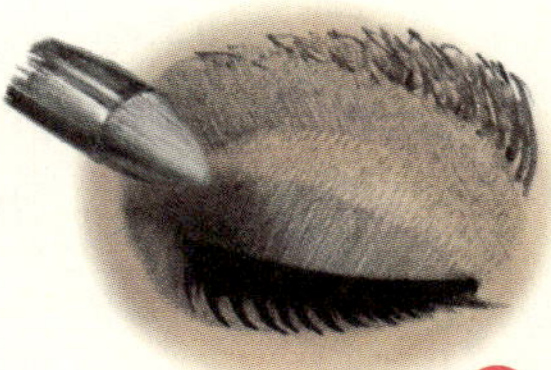

4

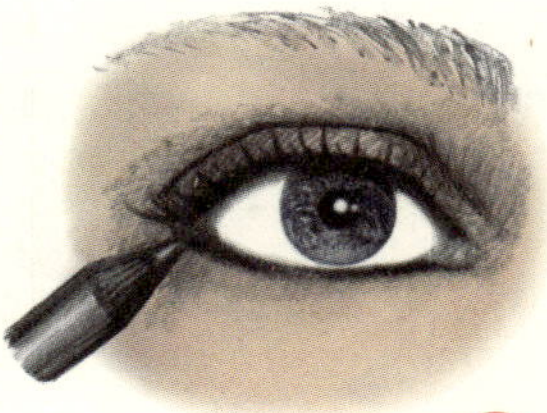

5

O DELINEADOR

Os delineadores enfatizam o olhar e ajudam a recriar a aparência dos cílios. Durante o tratamento, não aplique delineador na parte interna do olho, pois isso pode provocar uma infecção.

Existem diferentes tipos de delineador:

1. PÓ: aplica-se com um pincel umedecido especial para delinear. A sua vantagem é criar uma linha suave, dando o efeito de uma linha dos cílios natural.
2. LÁPIS: a maioria das pessoas prefere o lápis, por ser mais fácil de manusear. Escolha um que não seja nem muito suave nem muito duro e que possa ser esfumado no rosto após a aplicação.
3. LÍQUIDO: não é muito recomendável, pois requer grande prática no momento de ser aplicado com um pincel. Além dessa desvantagem, ele pode endurecer as feições.
4. GEL: aplica-se com um pincel. A vantagem é sua longa duração; com ele é possível fazer traços marcados ou leves, dependendo do tipo de maquiagem. O gel é muito útil para quem lacrimeja bastante e para quem vive em lugares mais quentes.

Escolhido o delineador da sua preferência, desenhe uma linha fina ao longo da pálpebra superior, junto da raiz dos cílios. A seguir, trace outra linha junto aos cílios inferiores. Se optar por um lápis delineador, procure sombrear a linha para obter um efeito mais natural. Já se for um *crayon*, aplique um pouco de sombra em pó sobre o delineador a fim de evitar que ele escorra. O delineador líquido pode endurecer as feições, mas, se optar por ele, é possível conseguir um efeito mais natural durante o dia; para isso, passe um lápis delineador, esfume-o e, em seguida, aplique o delineador líquido (de preferência cor de café ou chocolate).

OS CÍLIOS

Se os seus cílios ficarem ralos, use rímel, com moderação. De preferência, escolha um produto à base de água, para não danificar ainda mais os pelos no momento de retirar a maquiagem.

Aplique duas ou três camadas finas do produto nos cílios superiores e depois nos inferiores, sempre com movimentos suaves.

Evite bombear o pincel dentro do frasco. Ao introduzi-lo, faça movimentos circulares. Não enxágue o pincel do rímel com água nem coloque água no frasco.

Durante o tratamento, não se recomenda usar cílios postiços, pois a cola usada para grudá-los pode causar reações alérgicas na pele. Se achar realmente necessário usá-los, coloque-os um pouco acima da raiz dos seus cílios naturais. Consulte o médico antes de usar qualquer produto.

O BATOM

Seus lábios ficarão mais ressecados, principalmente durante os tratamentos. Por isso, recomenda-se um batom cremoso ou umectante.

Um batom colorido dá mais luminosidade ao rosto, além de conferir um toque final à maquiagem. O delineador para lábios e o batom devem ser de cores parecidas.

Comece a contornar os lábios com um lápis, que também pode ser utilizado para fazer alguma correção. Ao escolher a cor, opte por um batom que combine com as cores da sua maquiagem. Aplique-o de modo a fundir sua cor com a do delineador.

Para finalizar, aplique um hidratante labial ou um brilho.

Para obter o efeito de lábios maiores, inverta a ordem de aplicação dos cosméticos. Aplique primeiro o brilho e depois o batom. Essa estratégia também ajuda a manter os lábios hidratados por mais tempo.

A escolha das cores

O trabalho com a comunidade e a dedicação à família fizeram que Valeria não encontrasse tempo para cuidar de si mesma. Entretanto, após ser diagnosticada com câncer, as suas atividades mudaram, e ela passou a dar mais atenção aos cuidados com o próprio corpo. Durante a consultoria, Valeria se deu conta de todas as coisas que poderia fazer, e o que mais a surpreendeu foi a estratégia da análise das cores:

> "Depois que fizeram um estudo de cor específico para mim, percebi a importância das cores e tomei consciência daquelas que me caem bem. Nunca tinha considerado essa questão antes, mas, depois da assessoria, fiquei convencida de que algumas melhoravam a minha aparência durante o tratamento."

As cores têm papel crucial na sua imagem. Ao utilizar as adequadas, você projeta uma aparência mais harmônica e positiva de si, contribuindo enormemente para levantar o ânimo.

A cor possui três dimensões: tonalidade, valor e intensidade.

TONALIDADE

Quanto à temperatura, as cores se dividem em:

- QUENTES: são aquelas associadas ao sol e ao fogo e causam um efeito estimulante no corpo e na mente. As cores quentes incluem o vermelho, o laranja e o amarelo.
- FRIAS: são aquelas associadas ao céu e à água e têm um efeito calmante sobre o corpo e a mente. Cores frias incluem o verde, o azul e o violeta.

VALOR

O valor refere-se ao nível de iluminação de uma cor e vai do branco ao preto.

- Os valores altos incluem, entre outros, amarelo-alaranjado, amarelo e amarelo-esverdeado.
- Os valores médios incluem laranja, vermelho-alaranjado, vermelho, azul, azul-esverdeado e verde.
- Os valores escuros ou baixos incluem vermelho-violeta, violeta e azul-violeta.

INTENSIDADE

A intensidade corresponde ao brilho e à opacidade de uma cor.

- As cores brilhantes são vivas, saturadas e possuem uma grande concentração de pigmento luminoso. Em geral, elas chamam muito a atenção.
- As cores opacas ou apagadas são acinzentadas, menos intensas e possuem uma concentração mais baixa de pigmento luminoso.

ESQUEMA PESSOAL DE COR

O esquema pessoal de cor está relacionado à cor do cabelo, dos olhos, da pele, dos lábios e ao rubor das maçãs do rosto. Se você optar por usar peruca, considere-a como parte essencial do seu esquema de cor, que será constituído por suas cores neutras.

Depois de identificá-las, adquira roupas dessa coloração. Repita as cores da roupa no seu rosto, seja na maquiagem ou nos acessórios (brincos, lenços e adornos para a cabeça), sendo que na maquiagem você pode utilizar cores rosa, vermelha ou terra. Essa recomendação vale tanto para o *blush* como para o batom. Por exemplo, se os seus olhos forem castanho-escuros, a cor café sem dúvida será uma boa escolha. Já se os olhos forem verdes ou azuis, repita a cor verde ou azul nas roupas.

Se a peruca for loira, tome muito cuidado ao usar roupas amarelas, pois durante o tratamento a pele pode parecer mais pálida do que de costume. Experimente usar cores intensas, como violeta ou azul-pavão, e utilize um *blush* mais rosado. Tome cuidado com o amarelo-mostarda; recomenda-se nunca usar essa cor, pois ela imita a coloração amarela da pele.

Se a peruca for avermelhada, repita a cor vermelha de forma sutil nas roupas e nos acessórios.

CORES NEUTRAS

Você terá um guarda-roupa muito versátil se adquirir roupas com cores neutras.

Branco, preto e cinza são neutros, e neles se encontram outros tons, como o branco-brilhante ou o preto-azulado.

Os tons escuros, sem brilho, ou pálidos, como azul-marinho, vinho, café, marfim, cinza-pardo, verde-oliva, verde-escuro, azul-pavão ou cor de ameixa, podem ser combinados facilmente.

As cores neutras caracterizam-se por serem menos intensas e podem ser combinadas com uma grande variedade de outras cores, incluindo aquelas do seu esquema pessoal. Além de servirem às quatro estações do ano, não chamam muito a atenção e são elegantes. Elas não se esgotam.

Quanto menos brilhante for a cor, mais neutra será. Ela pode ser combinada com azul, verde, violeta, cinza, laranja, amarelo, etc. Se for fosca, opaca ou apagada, funcionará como neutra.

Em climas quentes, opte por roupas neutras de tons claros; em climas frios, use roupas de tons mais escuros.

CORES DE DESTAQUE

São cores brilhantes, fortes, intensas, que dão vida às neutras. Elas não passam despercebidas e podem dominar todas as cores ao redor.

Se observar as cores de destaque mais de perto, perceberá que elas parecem ser puras, sem nenhum cinza ou mistura de cor complementar.

Cores neutras, como o rosado e o verde-mar, podem funcionar como destaque, já que são ligeiramente brilhantes ou mais claras do que as tradicionais. O marfim e o branco também, principalmente quando combinados com roupas mais escuras.

Recomendamos usar as cores de destaque com moderação, pois elas podem ser cansativas.

SELEÇÃO DE CORES

Se não estiver ao seu alcance fazer um estudo de cor personalizado, você pode utilizar a técnica a seguir para facilitar o seu processo de seleção de cores.

Concentre-se nos efeitos que cada cor tem nos seus olhos e cabelos (ou peruca), para encontrar aquelas que mais a favorecem, e então as incorpore nos elementos do seu guarda-roupa.

As cores podem realçar o tom das maçãs do rosto, olhos ou lábios, mas também podem marcar as linhas de expressão, as olheiras ou a palidez.

Faça este exercício simples: experimente roupas vermelhas, azul-brilhantes e amarelas. Primeiro, vista uma roupa com uma dessas cores e, de frente para um espelho, observe os efeitos dela no seu rosto. Examine as suas olheiras, linhas de expressão e a cor da sua pele. Se não notar nada de diferente, coloque uma outra cor por cima. Olhe para o espelho novamente e observe. Faça o mesmo procedimento com a terceira cor. Depois, alterne uma cor com outra. Esse pode ser um bom exercício para você aprender a notar as diferenças.

Selecione uma peça com uma cor que você gostaria de usar e:

- Diante de um espelho, coloque a roupa perto do rosto.
- Se o tom for muito quente (laranja ou amarelo) e entrar em conflito com a cor do seu rosto, escolha um tom mais suave.
- Se o tom da roupa for muito frio (azul ou violeta) e entrar em conflito com a cor do seu rosto, escolha uma versão mais quente da mesma cor.
- Se for uma cor luminosa que faz você parecer desbotada, use uma versão mais escura dessa mesma cor.
- Se for muito escura e reduzir a coloração da sua pele, fazendo que você pareça mais pálida, utilize uma versão mais clara da mesma cor.
- Se a intensidade exceder ou ofuscar a sua cor, fazendo-a parecer mais apagada, escolha uma versão mais opaca.
- Se a cor da roupa for muito apagada e deixar o seu semblante sem brilho, escolha uma versão mais viva da mesma cor.
- Observe se a cor da roupa destaca a sua personalidade e a faz parecer mais saudável.
- Repare se a cor da roupa intensifica a cor dos seus olhos ou se os faz parecer mais brilhantes.
- Ela provavelmente realçará a cor do seu cabelo ou peruca e intensificará o tom dos reflexos ou luzes que você porventura tenha.
- Verifique se a cor combina com o seu esquema de cor pessoal.
- E o mais importante: se a cor a faz sentir-se bem!

Leve em conta a parte do corpo em que você utilizará a cor escolhida. As cores de destaque chamam a atenção, por isso evite usá-las naquelas partes que não quer enfatizar.

Se gostar de alguma cor que não lhe seja favorável, procure usá-la em pequenas quantidades e longe do rosto.

No caso de sua pele ficar amarelada durante o tratamento, prefira as roupas avermelhadas, que com certeza a favorecerão.

Se a sua pele puxar mais para o tom verde, experimente usar vermelho, pois ele ajuda a neutralizar a tonalidade esverdeada.

Roupas: de dentro para fora...

Judith Rasband conta que:

> "Durante a quimioterapia, quando me levantava da cama, eu me sentia sem energia. Caminhava arrastando os pés e me olhava no espelho. Então, a minha criatividade começava a fluir, e eu passava a imaginar quais roupas poderiam levantar o meu ânimo. Era uma tarefa gostosa! Melhorar a minha aparência era mais um incentivo."

As roupas têm grande influência na nossa imagem. Em qualquer etapa ou circunstância da vida, o uso de roupas adequadas serve para projetar uma imagem positiva de si mesma.

O SISTEMA DE CAMADAS

Se durante essa etapa você estiver passando pelo climatério ou pela menopausa, ou então apresentar repentinas mudanças de temperatura corporal, o sistema de camadas ou de sobreposição de roupas lhe permitirá colocar ou tirar peças de acordo com a sua necessidade.

Cada peça deve ser maior e mais larga do que a anterior, para que você fique mais confortável e tenha maior liberdade de movimento.

PRIMEIRA CAMADA

A roupa interior deve se ajustar confortavelmente, sem marcar ou enfatizar as regiões que você não deseja realçar. Sobre a roupa interior, você pode usar uma camiseta ou uma camiseta de alcinha.

SEGUNDA CAMADA

Coloque uma camisa de mangas curtas ou compridas, ou uma blusa de tecido leve. Lembre-se de que elas devem ser folgadas e confortáveis. A categoria da segunda camada também inclui saias, calças e vestidos.

TERCEIRA CAMADA

Use um casaquinho, um colete, um suéter ou uma túnica. Essas peças devem ficar mais soltas nas partes mais volumosas do corpo; isso permite maior ventilação e comodidade, especialmente com as várias roupas por baixo.

QUARTA CAMADA

São as roupas de inverno: casacos, capas, etc. Você certamente não precisará tanto de peças desse tipo, a não ser que more em uma região de clima muito frio. Para sua maior comodidade, prefira vestimentas mais folgadas.

ALGUNS CONSELHOS PARA SOBREPOR AS ROUPAS

Escolha algumas peças de seu guarda-roupa para fazer algumas combinações. Olhar revistas pode ajudar a ter mais ideias para combinar as roupas.

SOBREPOSIÇÃO NA PARTE SUPERIOR

- Escolha blusas com diferentes tipos de decote, como um decote em V sobre um decote redondo, ou dois decotes redondos com diferentes tamanhos.
- Selecione camisas com diferentes tipos de gola.
- Use diferentes tamanhos de manga. Você também pode usar uma blusa sem manga como se fosse colete.
- Combine roupas de diferentes tamanhos, como uma blusa curta sobre outra mais comprida.
- Cubra uma camiseta ou blusa de alcinhas com uma camisa comprida aberta.
- Utilize um suéter com decote canoa sobre uma blusa de alças. Você pode deixar o decote cair um pouco abaixo dos ombros.

SOBREPOSIÇÃO DE ROUPAS PARA USAR EM AMBIENTES ABERTOS

- Cubra o colete com um casaco, uma jaqueta ou um paletó.
- Vista um suéter de botões com um casaco mais pesado por cima.
- Coloque uma jaqueta de brim sobre uma roupa de malha, como um moletom.

CAMADAS COM VESTIDO

- Você pode usar um vestido sem mangas com uma blusa por cima.
- Use um vestido com colete, suéter ou bolero.

OUTRAS DICAS

- Explore todas as opções de cores. Escolha tons diferentes, cores contrastantes ou estampas, sem nunca se esquecer de lançar mão do esquema de cor pessoal. Se a intenção é destacar o estilo de camadas, tente não usar cores idênticas. Você pode vestir uma regata colorida sobre uma camiseta branca comum ou uma camisa preta sobre uma camiseta branca.

- Use uma blusa lisa sobre uma camiseta de alças estampadas.
- Observe-se atentamente no espelho, para se assegurar de que o resultado final é adequado.
- As camadas podem criar um estilo confuso, por isso procure usar poucos acessórios.
- O uso de várias camadas pode esquentar; assim, durante o inverno, sobreponha roupas leves, de verão.

TECIDOS

Assim como a cor, o tecido tem grande relevância no nosso modo de vestir. Devemos levar em conta a sua textura (o toque do tecido, o caimento e mesmo o som que ele produz ao ser friccionado), pois muito do êxito de um estilo depende das características dos tecidos. Com isso em mente, siga estas recomendações gerais:

- Prefira tecidos leves ou semileves, como o algodão, o linho ou a seda, os quais podem ser usados durante a maior parte do ano. Escolha aqueles que se ajustem ao seu corpo. Esse tipo de tecido conserva a própria forma sem revelar a sua silhueta, o que contribui para o efeito camuflagem.
- Evite panos e texturas muito grossos ou volumosos, pois eles ampliam o volume do corpo, especialmente se houver ganho de peso durante o tratamento. Prefira vestir duas ou mais camadas de roupas finas.
- Considere o uso de tecidos com textura superficial moderada, como um tecido brocado ou um raiom texturizado; assim, você desvia a atenção de seu corpo para o tecido.
- Não utilize em excesso panos demasiadamente estreitos e lisos, como a *lycra*, a menos que coloque outra roupa por cima, pois eles podem marcar partes do corpo que se quer ocultar.

- Opte por tecidos feitos à base de fibras naturais, pois deixam a pele "respirar" e são mais confortáveis do que os sintéticos.

ESTAMPAS

Ao comprar roupas estampadas, leve algumas dicas em consideração:

- As roupas com estampas pequenas ou médias ficam bem em pessoas de todos os tamanhos. Já roupas com estampas grandes fazem que as áreas do corpo recobertas por elas pareçam maiores.
- Se você for alta ou tiver uma estrutura grande, as estampas muito pequenas podem provocar um forte contraste com a sua figura. Contudo, pessoas altas têm a vantagem de poder usar roupas com estampas grandes e ainda assim manter a elegância. Estampas pequenas podem ser usadas em peças menores, como em um lenço jogado sobre os ombros. Evite estampas miúdas em peças como blusas ou vestidos, pois elas podem causar um efeito adverso.
- É recomendável usar roupas com estampas espalhadas por todo o tecido, como flores e figuras geométricas ou abstratas; elas não exigem muita precisão para encaixar uma figura na outra no momento de refazer alguma costura.
- Uma roupa estampada de boa qualidade pode servir como fonte de inspiração na escolha do esquema de cor. Ao formar conjuntos, prefira cores neutras para a estampa e cores mais brilhantes somente para acessórios, ou então em pequenas doses, apenas para dar destaque.

CAMUFLAGEM

Como sabemos, os tratamentos oncológicos podem causar efeitos indesejáveis. Para disfarçá-los, siga estas recomendações:

- Se você passou por uma mastectomia, escolha vestimentas que ajudem a cobrir, ocultar ou camuflar a área tratada. Você pode usar blusas com gola canoa, laços discretos, gola boba, babados, mangas folgadas do tipo borboleta ou do tipo dólmã (também conhecidas como "mangas morcego").

- Se o rosto ficar inchado por causa do tratamento, use blusas com decote em V ou sutilmente desabotoadas na parte superior, com uma camiseta por baixo.
- Se tem alguma cicatriz na região do pescoço, uma boa alternativa é usar lenços.
- Se tiver linfedema, poderá se sentir mais confortável com mangas folgadas, blusões e vestidos soltos feitos com um tecido leve, que conserve o próprio formato. Para se proteger do frio, use xales, que também servem como um acessório de camuflagem.

VARIAÇÕES CORPORAIS

OMBROS ESTREITOS E QUADRIS LARGOS

Para conferir harmonia e equilíbrio a um corpo com essas características, use roupas com volume nos ombros, nas mangas ou na parte superior da cintura. Restrinja os detalhes decorativos da roupa ao interior e à região superior dela, como bolsos, ornamentos na gola, decotes largos, pinças na parte de cima das mangas ou pequenas ombreiras.

Aconselha-se também usar linhas horizontais na parte superior, o que passa a sensação de amplitude.

Use cores escuras na parte de baixo do corpo, para que o quadril pareça mais estreito.

OMBROS LARGOS E QUADRIS ESTREITOS

Recomenda-se usar calças e saias com volume abaixo da cintura, seja na forma de pinças ou de pregas sutis. Os detalhes do *design* devem ficar na parte interna e na metade inferior da roupa, para afastar a atenção da parte superior.

Podem-se usar linhas horizontais na parte inferior, assim como cores claras ou brilhantes. No entanto, procure escolher cores que não sejam muito chamativas.

Evite usar blusas bufantes ou exageradamente grandes, assim como *collants* e calças apertadas, pois elas destacam a diferença de proporção entre os ombros e os quadris.

BARRIGA SALIENTE

Se, por causa da sua estrutura ou do tratamento, o seu ventre ficar proeminente, procure usar roupas mais soltas, que não marquem a cintura, como blusas com gola folgada, laço ou peitilho. Você também pode lançar mão de vestidos e saias plissadas, em corte A, por exemplo, desde que não fiquem apertados na cintura.

Use detalhes moderados na linha do pescoço e dos ombros, brincos chamativos e cintos baixos.

Evite usar roupas com mangas largas no punho e roupas que marquem a silhueta, assim como coletes, suéteres e casaquinhos. Todas essas peças ressaltam os “pneuzinhos”.

BUSTO GRANDE

Se este for o seu caso, use camisas com o colarinho aberto e decotes em V pouco profundos, mangas três-quartos ou na altura do punho, vestidos e blusas ligeiramente largos e com pregas nos ombros, túnicas e coletes soltos, além de múltiplas camadas de roupas leves.

Evite expor o tamanho de seu busto com golas muito baixas, com babados ou com pregas. Desaconselha-se usar boleros e vestidos colados ao corpo com corte reto, estampas grandes ou linhas horizontais.

BUSTO PEQUENO

Se o seu busto é pequeno, procure usar roupas que tenham volume nessa área do corpo, como blusas com pregas ou babados, blusas drapeadas ou com decote halter e blusas na altura da cintura. Sugerimos o uso de blusas com mangas e ombros levemente caídos ou com volume e bolsos na região do peito; vestidos com corte império e cintura alta; e linhas e estampas horizontais.

As próteses externas

Se, por consequência de um câncer de mama, você passou por uma mastectomia e por alguma razão não fará a reconstrução do seio, então deve procurar conhecer melhor as opções de próteses externas. Elas são consideradas um excelente recurso, pois oferecem à paciente segurança tanto física quanto emocional para realizar as atividades cotidianas exatamente como antes do tratamento, incluindo esportes (até mesmo natação).

O uso desse tipo de prótese é bastante recomendado não apenas por sua função estética, mas também porque compensa o desequilíbrio de peso causado pela remoção de um dos seios, prevenindo uma potencial assimetria corporal, que pode ocasionar problemas anatômicos como contratura muscular, dor de pescoço, de ombro e de costas, além de forçar a curvatura na zona cervical da coluna, resultando em ombros caídos. Para evitar esses problemas, é fundamental utilizar uma prótese apropriada, isto é, com peso e tamanho adequados e adaptada a todas as necessidades da paciente, que, para isso, passa por uma sessão de ajustes personalizada.

Por não haver diferença no tamanho do novo busto, não é preciso sequer comprar roupas novas. Ademais, esse recurso proporciona vantagens que parecem insignificantes à primeira vista, mas que são muito importantes para o indivíduo, como abraçar as pessoas sem que elas notem a ausência de um seio.

As próteses externas são fabricadas com materiais da mais alta qualidade para proporcionarem a sensação de um seio natural e se manterem à mesma temperatura do corpo humano. Elas podem ser feitas de silicone ou de gel polímero, um material elástico, macio e suave ao toque.

Alguns seguros de saúde incluem esse tipo de prótese como parte do tratamento. Consulte o seu.*

ROUPAS ESPECÍFICAS

Para uma etapa inicial, logo após a cirurgia, existem sutiãs revestidos com um material leve que protegem a pele da cicatriz e fecham na parte da frente. Outros sutiãs são feitos com velcro nas alças para maior conforto; também existem peças que liberam aloé e vitamina E, proporcionando uma umectação constante e suavidade à pele.

Quatro semanas depois da operação, aproximadamente – isso depende do processo de cicatrização e do aval do médico –, você já pode usar uma prótese externa. Há roupas específicas que contam com um acessório para evitar que a prótese saia do lugar durante a realização das suas atividades. Geralmente, esse acessório é feito de algodão, que absorve o suor natural do corpo.

Você pode encontrar roupas íntimas com as mesmas características daquelas que usava antes da cirurgia: rendas, cetins, misturas de algodão e *lycra*, detalhes importantes para manter a feminilidade.

---

* No Brasil, existe uma lei que assegura tratamento gratuito a pacientes oncológicos. Ela também garante que os planos de saúde ofereçam cobertura para próteses, procedimentos e medicamentos. O Instituto Brasileiro de Controle do Câncer (IBCC) disponibiliza no seu sítio (www.ibcc.org.br) a "Cartilha do paciente", que contém muitas explicações sobre câncer e os direitos do paciente. (N. T.)

Os trajes de banho também existem em grande variedade de modelos, e a única diferença em relação aos trajes convencionais está no decote: um pouco mais alto e fechado, para ocultar qualquer tipo de cicatriz e evitar o deslocamento da prótese. Podem ser usados tanto na praia quanto na piscina.

TIPOS DE PRÓTESES

Existe no mercado uma grande variedade de próteses mamárias, o que facilitará o encontro daquela que se adapta perfeitamente às suas necessidades.

PRÓTESE DE ALGODÃO

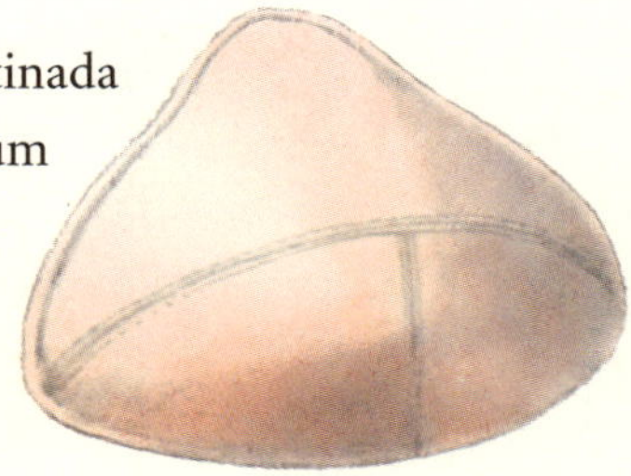

Esta prótese, 100% feita de algodão, é destinada aos primeiros dias depois da cirurgia. Ela cria um equilíbrio visual de forma que a paciente se sinta confortável durante o período em que estiver no hospital ou nas primeiras semanas, até que possa substituí-la por uma prótese externa permanente.

Você pode usar a prótese de algodão junto com uma peça pós-operatória com controle de drenagem.

PRÓTESE DE ESPUMA

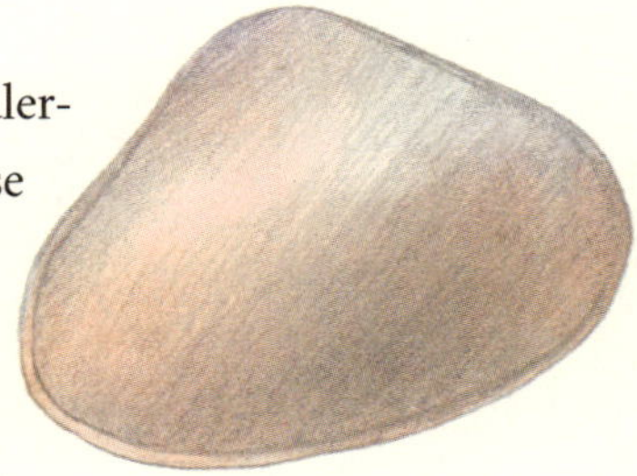

Conta com uma cobertura de algodão hipoalergênico que permite a transpiração. Sua forma se adapta aos diferentes formatos de seio. Também é aconselhável para uso pós-operatório, durante as primeiras seis semanas após a cirurgia, e recomendada para dormir ou descansar, já que pesa muito menos do que a prótese-padrão de silicone.

PRÓTESE DE SILICONE

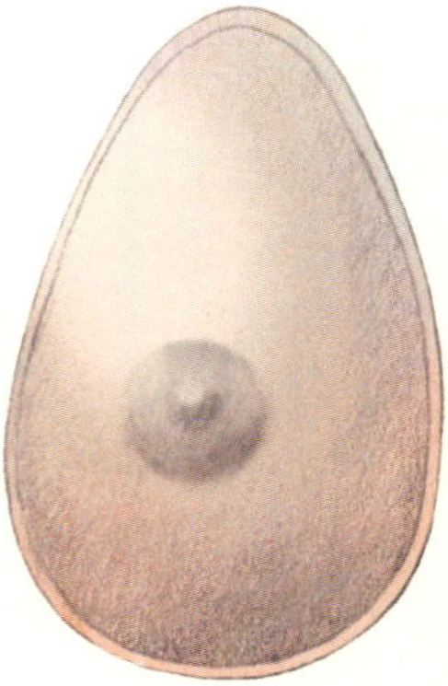

» PRÓTESE EM FORMA DE GOTA

Pode ser usada na horizontal ou na vertical, segundo a necessidade. Ela segue o contorno do seio e possui uma aba que se alonga até a axila. É aconselhável para casos de mastectomia radical ou radical modificada, pois a aba alargada permite cobrir e preencher a área.

» PRÓTESE TRIANGULAR

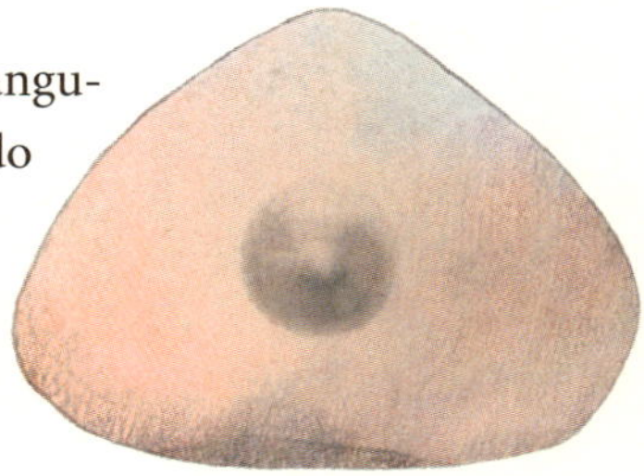

Graças à sua simetria e à sua forma triangular, pode ser utilizada tanto do lado esquerdo quanto do lado direito. Ela possui um desenho anatômico, que se adapta à forma natural do corpo, acompanhando os seus movimentos ao caminhar ou ao repousar.

» PRÓTESE DE CONTATO

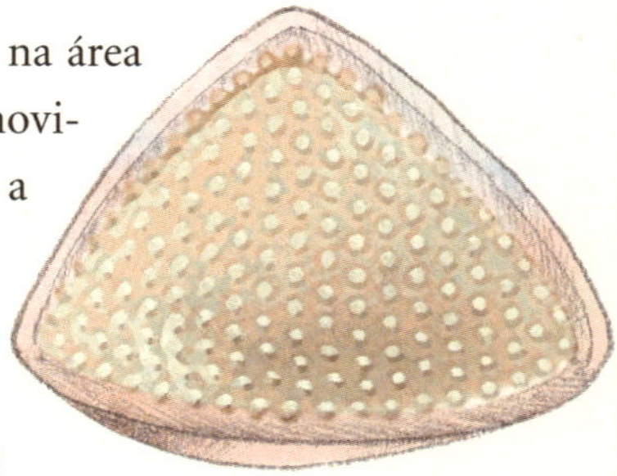

É fixada na pele, reduzindo a transpiração na área e propiciando liberdade e naturalidade dos movimentos. A prótese de contato ajuda a aliviar e a prevenir o linfedema e não prejudica a região em processo de cicatrização. Ela é recomendada para pessoas com seios grandes e também para aquelas que sofrem de tensão nas costas e no pescoço. Pode ser usada durante a prática de esportes, inclusive natação.

PRÓTESE PARA NATAÇÃO

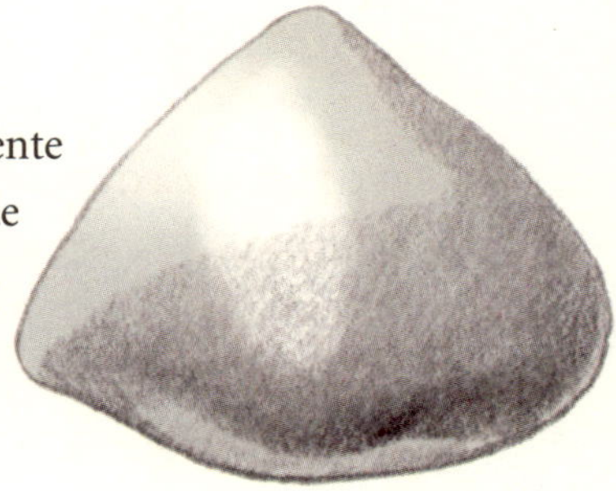

Muito leve, é feita com silicone transparente que não absorve água e seca rapidamente. Pode ser utilizada no mar e na piscina e suporta a temperatura elevada da sauna.

MAMILOS

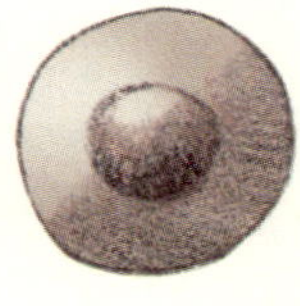

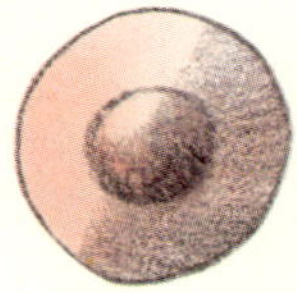

Existem no mercado mamilos aderentes com aparência natural, os quais podem ser muito úteis em caso de reconstrução do seio (enquanto o mamilo não houver sido reconstruído).

O CUIDADO COM AS PRÓTESES

Geralmente, os fabricantes de próteses oferecem produtos para a manutenção, como géis e escovas especiais, que não danificam a sua parte interna aderente (no caso das próteses de contato). Procure saber dos cuidados específicos de sua prótese.

Evite batê-las ou expô-las a altas temperaturas. Se as unhas estiverem compridas, tome muito cuidado ao manusear a prótese, pois poderá danificá-la. Aqui, vale lembrar que você sempre deve manter as unhas bem cuidadas.

No momento de tirar a prótese, lave-a delicadamente com sabonete e enxágue-a com água gelada; seque-a com toalha e guarde-a na embalagem. Informe-se com o fabricante sobre o tempo máximo de vida útil do seu produto. Substitua-o por um novo sempre que necessário.

Os cuidados depois do tratamento

Os tratamentos oncológicos têm efeitos secundários, por isso é imprescindível tomar certos cuidados adicionais depois que eles chegam ao fim. Se você teve o hábito de se cuidar durante a doença apesar do cansaço e do mal-estar que podem tê-la acometido, não terá dificuldades com esses cuidados posteriores e com certeza os realizará com um ânimo muito maior.

CABELO

Ao término dos tratamentos, o cabelo volta a crescer. No entanto, é extremamente importante raspá-lo completamente uma última vez. O doutor Enrique García nos explica por quê:

> “A matriz dos fios (bulbo capilar) ainda está danificada e precisa se recompor. Por esse motivo, os primeiros fios de cabelo que nascem não têm as características normais de antes do tratamento. Eles ainda não possuem uma boa membrana ou cutícula apropriada e podem conter pontes de enxofre alteradas, o que às vezes provoca o nascimento de um cabelo

mais enrolado, ou mais difícil de pentear. Uma vez recuperadas as células produtoras de cabelo, os fios passam a nascer normalmente, entretanto esse processo costuma demorar, dependendo da duração do tratamento quimioterápico.

Quando, por algum motivo, o cabelo cai prematuramente, ele sofre um processo de envelhecimento. O que acontece de fato é que as células produtoras de pigmento deixam de funcionar, fazendo que o cabelo cresça grisalho. Este perde densidade e, mesmo quando é abundante, pode parecer ralo; por isso, muitas mulheres recorrem ao tingimento para recuperar o seu aspecto volumoso.

Porém não é recomendável tingir o cabelo logo após o tratamento, pois ele ainda está danificado, não recuperado completamente. O problema das tintas permanentes e semipermanentes é a presença de peróxido, substância necessária para que o pigmento penetre o couro cabeludo. E, se este estiver danificado, se o cabelo não tiver a consistência habitual ou se as pontes de enxofre não estiverem recuperadas, pode ocorrer um processo de queda de cabelo.

Antes de tingi-los, use xampu para cabelos maltratados a fim de nutri-los pouco a pouco. Peça ao seu médico a indicação de algum suplemento alimentar rico em zinco e aminoácidos imprescindíveis para o bom crescimento capilar, para nutrir os fios antes de submetê-los a um processo no qual eles certamente serão maltratados. É importante ressaltar que esse procedimento pode provocar a quebra dos fios se for feito quando a estrutura capilar não estiver forte.

No caso dos pigmentos naturais, a sua eficácia depende da gravidade do dano; algumas pessoas ficam com o cabelo danificado por mais tempo, enquanto outras se recuperam mais rapidamente. ”

Três meses após a cirurgia, você está liberada para usar tinturas vegetais. Pode ser que não obtenha a cor desejada ou que ela não cubra por completo os fios grisalhos. Isso depende do estado do seu cabelo. Tenha um pouco de paciência durante esse processo e lembre-se de que os cabelos necessitam de tempo para poder se recuperar. Depois de seis meses, você pode usar tinta semipermanente; depois de um ano, tinta permanente.

O doutor Enrique García recomenda que, ao término do tratamento, se use minoxidil, um composto que estimula o crescimento do cabelo. O aminexil também serve para aumentar o crescimento e ainda possui a vantagem de ser menos irritante, podendo ser usado mesmo quando a pele se encontra muito sensível. Em ambos os casos, é importante contar com a aprovação de um dermatologista.

> “Atualmente, existe a terapia LED, na qual luzes são aplicadas sobre a pele a fim de melhorarem a dilatação dos vasos sanguíneos. Quando eles estão dilatados, uma maior quantidade de sangue chega à superfície cutânea, estimulando a nutrição e o crescimento do cabelo. Entretanto essa terapia só funciona após o fim da quimioterapia; caso contrário o efeito será o mesmo que enxugar gelo. Pacientes que passaram por quimioterapias podem realizar esse tipo de tratamento, já que se trata de luz, e não de radiação.”

PELE

Pacientes com câncer de mama ou ginecológico usam medicamentos por longos períodos para manter a doença sob controle, mas que bloqueiam os receptores hormonais. A pele da mulher precisa que esses receptores estejam ativos, do contrário começa a ficar ressecada, e formam-se pequenas rugas. Com o bloqueio dos receptores, não existe maneira de estimular a reprodução das células e, portanto, de mantê-las saudáveis – se os hormônios não colaboram, de nada adianta um creme hidratante ou umectante, por exemplo. Nesses casos, vale a pena utilizar compostos de fito-hormônios, isto é, cremes com hormônios extraídos de plantas. Como explica o doutor

García, esses cremes passam à pele a falsa mensagem de que os hormônios estão sendo produzidos, estimulando assim a nutrição celular.

CUIDADOS ADICIONAIS

Faça um *check-up* para prevenção. A quimioterapia pode deixar sequelas no coração, rins, olhos, estômago, entre outros. A existência ou não dessas sequelas depende da sua saúde, do tipo de quimioterapia e da duração do tratamento.

A visita ao endocrinologista é fundamental para buscar orientação sobre como administrar a perda de cálcio, já que a quimioterapia pode provocar descalcificação. É muito importante que, terminado o tratamento, você faça um exame de densitometria óssea, a fim de evitar osteoporose precoce.

O ressurgimento para uma nova vida

A força não provém da capacidade física, mas de uma vontade indomável.
MAHATMA GANDHI

Talvez você esteja em plena metamorfose emocional e tenha que aprender a se aceitar novamente. Não se culpe se não sentir ânimo para iniciar essa nova etapa da vida, pois as emoções também precisam de tempo para se estabilizarem.

Lembre-se de que você não está sozinha, de que pode contar com a assistência de um terapeuta e de que existem várias associações e grupos de apoio. São locais onde encontrará pessoas que já vivenciaram o câncer ou ainda estão passando por essa experiência, todas dispostas a ajudar.

Você passou por um dos processos mais difíceis da sua vida. Agora, terá muitos momentos de reflexão nos quais explorará sua força interior e se dará conta do que enfrentou e – mais importante ainda – superou.

Talvez seja uma ótima hora para olhar ao seu redor, reconhecer os amigos e lembrar-se de todo o apoio que eles lhe ofereceram. Dessa maneira, compreenderá que a vida é um intercâmbio de amor e boa vontade e que recebemos porque sabemos oferecer.

Voltará a sentir a sua força interior e certamente se aprofundará nas suas dúvidas, nos seus desejos e sonhos e perceberá uma parte desconhecida de si mesma ou redescobrirá o que havia esquecido.

Dê um forte abraço em cada uma das pessoas que ama e não esqueça que esses processos difíceis nos ajudam a sentir a vida com toda a sua intensidade, nos retiram da nossa letargia cotidiana, nos dão coragem para desafiar as contrariedades, nos fazem encontrar o melhor de nós no mais profundo do nosso ser.

Agora, você pode recordar quem era e quem é; pode decidir o que quer mudar, revisar cada um dos seus dias, cada minuto, e compreender que tem diante de si uma grande oportunidade.

Os acontecimentos apenas mostram a dinâmica da sabedoria da vida. Lembre-se: você é dona dos seus próprios pensamentos, das suas decisões, e a maneira como enfrenta as adversidades só depende de você.

Pare em frente ao espelho, observe cada detalhe de sua imagem: a silhueta de seu grande espírito, o reflexo de sua força e a deslumbrante energia de sua beleza interior.

O surgimento da campanha de conscientização do câncer de mama

Sabemos que o laço cor-de-rosa é o símbolo de luta contra o câncer de mama e também que o mês de outubro é considerado o mês de combate e conscientização do câncer de mama. Mas você sabe como começou essa campanha, que tem apoiado milhares de mulheres no mundo inteiro?

A senhora Evelyn H. Lauder percebeu que as mulheres de todo o planeta careciam de uma voz ativa e resolveu criar a Campanha Anual de Conscientização do Câncer de Mama da empresa de cosméticos Estée Lauder Companies.

Em 1992, Evelyn, em parceria com Alexandra Penney, editora-chefe da revista *Self*, teve a ideia de usar o laço cor-de-rosa como símbolo mundial da saúde mamária.

A Estée Lauder passou, então, a distribuir o laço em todas as lojas junto com os produtos da sua marca, tornando-o conhecido mundialmente.

Atualmente, durante o mês de outubro, são distribuídos laços e panfletos com conselhos sobre autoexame, e ocorrem eventos* para arrecadar fundos.

No México, a empresa destina recursos para fundações que realizam companhas educativas de prevenção, manutenção de albergues para mulheres em tratamento de câncer de mama, patrocínio de mamografias, etc. Segundo Evelyn H. Lauder:

> Quando lancei a Campanha de Conscientização do Câncer de Mama, em 1992, o assunto era tratado em sussurros, a doença não era discutida abertamente. Milhares de sobreviventes, pessoas solidárias e celebridades se uniram à nossa missão. Aconteceram avanços importantes, mas ainda há um longo caminho a percorrer. Continuamos fazendo uma diferença real, e acredito que, com esses esforços conjuntos, da conscientização e da arrecadação de fundos para pesquisa, o câncer de mama se tornará uma preocupação do passado.

A inglesa Elizabeth Hurley, atriz, modelo e *designer* de moda, tem sido a porta-voz da Estée Lauder e da sua Campanha Anual de Conscientização do Câncer de Mama. Ela fala da falta de informação sobre a doença e da importância de as mulheres examinarem os próprios seios regularmente. Além disso, reforça a necessidade de se realizarem consultas médicas rotineiras e mamografias anuais, especialmente para mulheres com mais de 40 anos.

De 1993 até outubro de 2010, acredita-se que a Campanha Anual de Conscientização do Câncer de Mama arrecadou mais de 45 milhões de dólares para a The Breast Cancer Research Foundation [Fundação de Pesquisa para o Câncer de Mama], uma organização não lucrativa dedicada a financiar pesquisas, clínicas inovadoras e a busca da cura.

---

* O Instituto Brasileiro de Controle do Câncer realiza eventos de conscientização e palestras sobre o câncer de mama. Programação e informações úteis disponíveis em http://www.ibcc.org.br. (N. T.)

E, de 1992 até outubro de 2011, a campanha distribuiu mais de 110 milhões de laços cor-de-rosa ao redor do mundo e chegou a mais de 2 bilhões de pessoas em mais de setenta países.*

A INICIATIVA DE ILUMINAR MONUMENTOS AO REDOR DO MUNDO

Em 2000, surgiu a ideia de promover a importância da detecção precoce do câncer de mama iluminando-se com luzes cor-de-rosa centenas de edifícios famosos, monumentos e lugares representativos em todo o mundo. Esses monumentos se transformaram em símbolos internacionais de esperança e continuam iluminando e criando expectativas em mulheres e homens de todas as idades. Em 2009, mais de duzentos monumentos foram iluminados ao redor do planeta. Em 2010, quebrou-se o recorde mundial pela "maior quantidade de monumentos e edifícios iluminados de cor-de-rosa para promover uma causa a favor da saúde da mulher".

O México teve participação ativa nesse movimento. Há muitos anos o Anjo da Independência, a Fonte de Diana Caçadora, o Monumento às Mães, entre outros, são iluminados.**

THE BREAST CANCER RESEARCH FOUNDATION (BCRF)

A BCRF foi fundada, em 1993, por Evelyn H. Lauder como uma organização independente, sem fins lucrativos, dedicada à arrecadação de fundos para pesquisas genéticas e clínicas. Em outubro de 2009, quase 28,5 milhões de dólares foram doados a 173 cientistas de vários países (Estados Unidos, Austrália, países da América Latina e do Oriente Médio). E, por oito anos consecutivos, a fundação recebeu a qualificação mais alta do

* A Federação Brasileira de Instituições Filantrópicas de Apoio à Saúde da Mama (Femama) lançou no mesmo evento o movimento Outubro Rosa 2012, cujo tema foi "Todo dia uma vitória contra o câncer de mama". (N. T.)

** No Brasil, no ano de 2012, vários edifícios, incluindo-se o Palácio do Itamaraty, o Congresso Nacional e outros prédios importantes, foram iluminados de cor-de-rosa. (N. T.)

Charity Navigator (a maior organização avaliadora de instituições beneficentes dos Estados Unidos). Também ganhou a mais alta qualificação pelo American Institute of Philanthropy [Instituto Americano de Filantropia], sendo a única instituição de luta contra o câncer de mama a receber esse reconhecimento.

ESTÉE LAUDER COMPANIES

A Estée Lauder Companies Inc. é um dos principais fabricantes e comercializadores de produtos da mais alta qualidade para cuidado da pele e do cabelo, maquiagens e fragrâncias, disponíveis em mais de 140 países e territórios com as seguintes marcas: Estée Lauder, Aramis, Clinique, Prescriptives, Lab Series, Origins, M•A•C, Bobbi Brown, Tommy Hilfiger, Kiton, La Mer, Donna Karan, Aveda, Jo Malone, Bumble and Bumble, Darphin, Michael Kors, American Beauty, Flirt!, Good Skin, Grassroots Research Labs, Sean John, Tom Ford, Coach e Ojon.

Bibliografia

RASBAND, Judith A. *Fabulous Fit*. 2ª ed. Nova York: Fairchild Publications, 2006.

______. *Wardrobe Strategies for Women*. 2ª ed. Nova York: Fairchild Publications, 2002.

SITES

NATIONAL BREAST AND OVARIAN CANCER CENTRE
http://www.nbocc.org.au

NATIONAL CANCER INSTITUTE
http://www.cancer.gov

Associações e grupos de apoio

Círculo de Ganadores – Centro Médico ABC
http://www.abchospital.com/circulo-de-ganadores/inicio

Fundação Mexicana de Desenvolvimento Educacional para a Prevenção e Detecção Oportuna do Câncer de Mama
http://www.fucam.org.mx

Fundação Cim*ab
http://www.cimab.org

Grupo de Recuperação Total
http://www.gruporeto.org

National Breast and Ovarian Cancer Centre
http://www.nbocc.org.au

National Cancer Institute
http://www.cancer.gov

The Breast Cancer Research Foundation
http://www.bcrfcure.org

ASSOCIAÇÕES E GRUPOS DE APOIO NO BRASIL

Associação Brasileira de Instituições Filantrópicas de Combate ao Câncer
http://www.abifcc.org.br

Associação Brasileira de Portadores de Câncer
http://www.amucc.com.br

Federação Brasileira de Instituições Filantrópicas de Apoio à Saúde da Mama
http://www.femama.org.br

Instituto Nacional de Câncer
http://www2.inca.gov.br

Instituto Brasileiro de Controle do Câncer
http://www.ibcc.org.br

Liga Contra o Câncer
http://www.ligacontraocancer.com.br

Viva com Linfedema
http://www.vivacomlinfedema.com